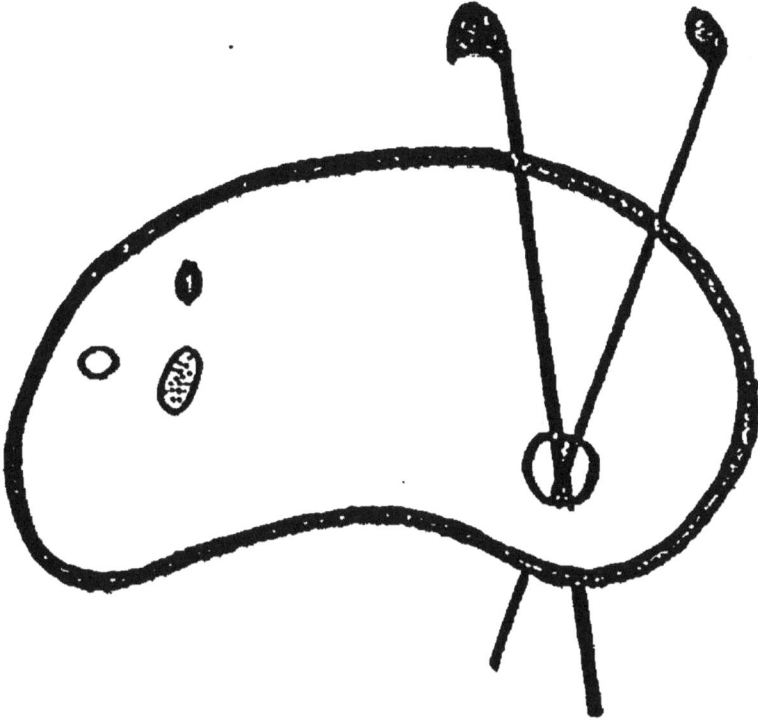

**COUVERTURE SUPERIEURE ET INFERIEURE
EN COULEUR**

L'ART

DE

CONSERVER & AMÉLIORER

SA SANTÉ

D'APRÈS LA MÉTHODE ET LES COMMUNICATIONS

DE

M. LE CURÉ DE BOULOC

PAR ÉMILE-THÉOTIME

auteur des Mémoires d'un Solitaire Agenais

> Une hygiène intelligente et une morale soutenue se donneront toujours la main pour prolonger considérablement la vie de l'homme.

PREMIÈRE ÉDITION

AGEN

VIRGILE LENTHÉRIC, IMPRIMEUR-ÉDITEUR

12, Rue de Cessac, 12

—

1877

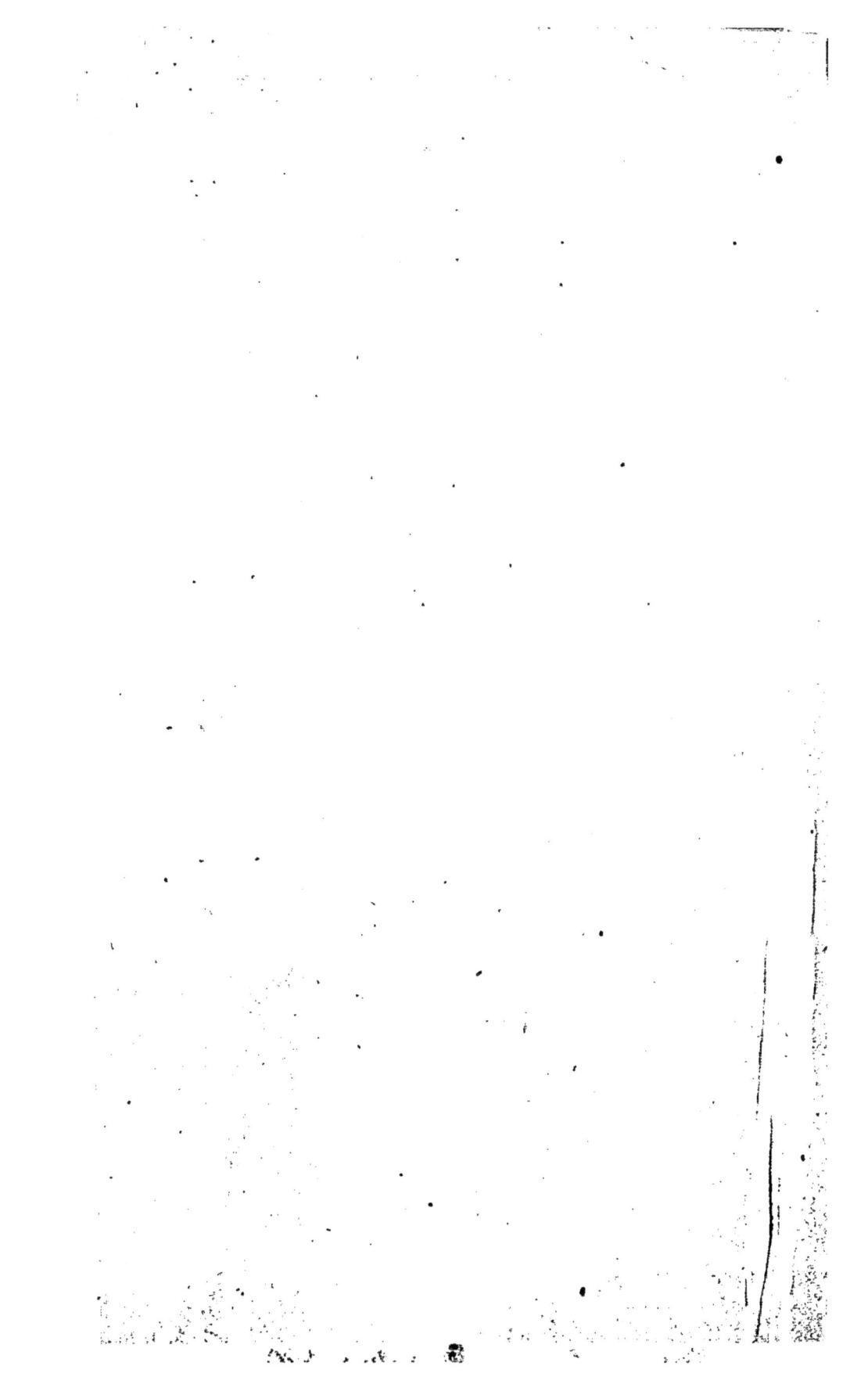

L'ART DE CONSERVER & D'AMÉLIORER

SA SANTÉ

L'ART

DE

CONSERVER & AMÉLIORER

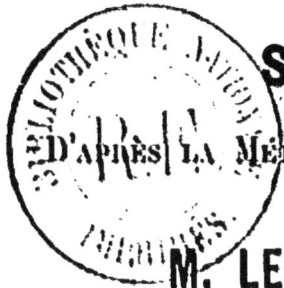

SA SANTÉ

D'APRÈS LA MÉTHODE ET LES COMMUNICATIONS

DE

M. LE CURÉ DE BOULOC

Par ÉMILE-THÉOTIME, auteur des

Mémoires d'un Solitaire Agenais

> Une hygiène intelligente et une morale soutenue se donneront toujours la main pour prolonger considérablement la vie de l'homme.

AGEN

VIRGILE LENTHÉRIC, IMPRIMEUR-ÉDITEUR

12, Rue de Cessac, 12

1877

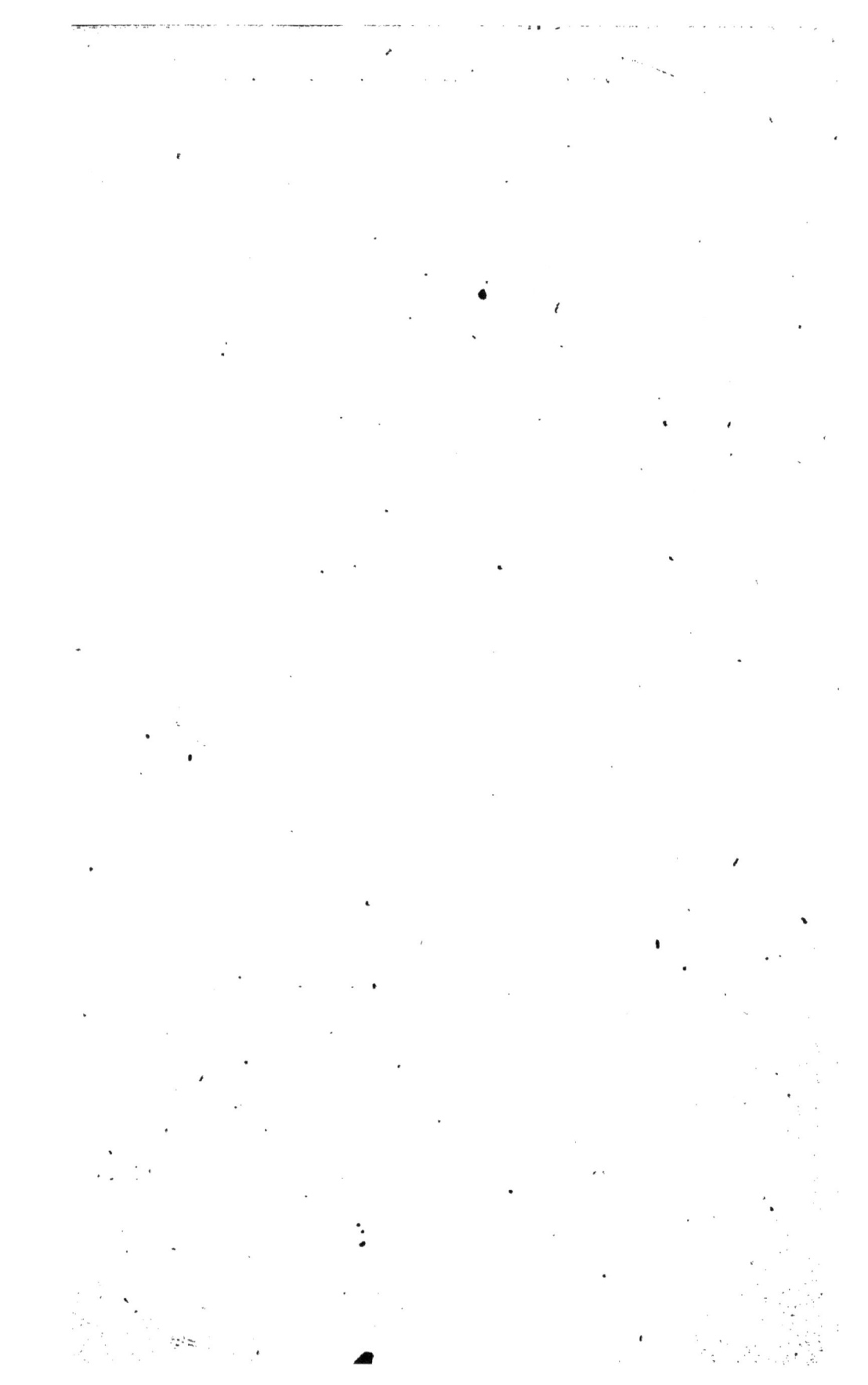

DÉDICACE

A M. LE CURÉ DE BOULOC

A vous dont la vie s'est écoulée dans le silence de la solitude, dans l'abnégation de vous-même, dans le dévoûment à la pauvre humanité souffrante, je vous dédie ce livre.

Sentinelle vigilante de la souffrance et de la douleur, votre cœur charitable ne connaissait d'autres délassements que l'amour du bien. Le soir, lorsque les pauvres malades avaient quitté votre paisible demeure, vous veilliez encore en travaillant par l'étude et en vous préoccupant du besoin de ceux qui viendraient le lendemain faire appel à vos lumières, vous preniez pour eux tous les soins d'un ami, d'un père, d'une sœur de charité et vous épargniez leurs souffrances en les diminuant.

Au nom de tous ceux que vous avez consolés, soulagés, guéris, que votre mémoire soit mille fois bénie, vous qui, loin de tout ce qui vous attachait au monde, aviez résolu de consacrer votre vie à aimer, à secourir, à soulager toutes les misères et qui aviez ainsi retrouvé une famille qui ne peut plus jamais vous manquer et qui prie sans cesse pour vous avec la sincérité de la reconnaissance.

Si, à votre généreux exemple, tous ceux qui en ont les moyens ou le loisir voulaient donner une faible part de leur vie aux autres, la volonté de Dieu s'accomplirait ici comme dans le ciel, et la charité, ce don divin qui sait changer le malheur et la souffrance en un plaisir pur et sacré, dilaterait les cœurs et les conduirait dans le sein de cette religion sainte et élevée qui nous a dit : « Aimez-
» vous les uns les autres, c'est-à-dire partagez la
» souffrance pour en diminuer le poids. »

Vous, prêtre aimé et chéri, qui saviez que charité veut dire amour et qui l'aviez deviné avec la simple philosophie de votre cœur aimant, vous vous êtes dévoué à jamais au péril de votre santé et de votre repos, non seulement aux douleurs de l'âme, mais encore aux souffrances et aux infirmités du corps.

Mais votre santé s'est altérée, et, avec cette patience d'un saint, vous avez compris que bientôt Dieu allait vous appeler à lui pour vous faire jouir de la félicité éternelle. Dans cette appréhe..sion, vos regards et votre pensée ont plané dans le monde et vous avez compris que les malades auraient encore. besoin de vous consulter quand vous ne seriez plus; alors vous m'avez proposé d'être votre bien faible auxiliaire. Vous m'avez guidé de vos conseils; dans mon hésitation, vous m'avez encouragé; vous avez bien voulu me confier le secret de vos recettes et m'enseigner la vertu des plantes les plus usuelles. Heureux de vos recommandations philantropiques, j'ai donc osé retracer ici vos confidences dernières et j'ai écrit ce petit livre sous votre dictée et presque sous vos yeux. Puisse-t-il, du haut du ciel où vous régnez, recevoir votre bénédiction; puisse-t-il avoir bien interprété votre art divin et être compris de tous les malades pour les guider encore dans les maux dont cette vie fourmille, comme aussi pour leur faire entrevoir qu'il faut savoir se résigner, puisque tout nous enseigne que nous sommes soumis ici-bas à la loi inflexible de la douleur et qu'en toute occasion nous devons chercher nos plus grandes consolations en Dieu, qui nous a si bien appris par son exemple le secret de la vie dans la religion divine qu'il nous a donnée. Ce sont là mes vœux les plus chers, c'est mon désir le plus ardent et le seul but de cet opuscule.

Le « Courrier du Tarn-et-Garonne » a reproduit les
lignes suivantes, qui lui étaient adressées
de Bouloc.

« Les obsèques du vénérable curé de Bouloc, décédé à
» l'âge de 78 ans, ont eu lieu le dimanche 27 Avril 1873,
» à dix heures du matin, au milieu d'une foule considéra-
» ble, empressée de venir rendre son dernier devoir à ce
» digne et très-respectable ecclésiastique. Dix prêtres assis-
» taient à cette cérémonie, malgré la coïncidence de
» l'heure et du jour qui les retenait à leur paroisse.

» M. l'abbé JEAN-JACQUES RIGAL, curé de Bouloc, canton
» de Lauzerte, depuis 44 ans, était né dans le diocèse de
» Rodez et appartenait à l'une des principales et des plus
» honorables familles de l'Aveyron.

» Condisciple et compatriote de Mgr d'Affre, d'illustre
» mémoire, et sorti en même temps du séminaire, la
» destinée appela M. l'abbé RIGAL au vicariat de Lauzerte ;
» il le quitta en 1829 pour la modeste cure du pauvre
» village de Bouloc, qu'il préféra à la riche et belle cure
» de Preyssac, où il avait été nommé.

» Dire tout le bien qu'a fait ce prêtre dans sa paroisse
» adoptive pendant son long ministère, est chose impos-
» sible.

» Quarante départements, peut-être plus, connaissent
» l'affabilité de ce saint homme et sa cordiale réception
» dans sa modeste demeure, qu'il ne voulut jamais embel-
» lir. Fut-il jamais simplicité plus touchante, abnégation
» et désintéressement plus complets ! »

INTRODUCTION

—

J'adresse mon livre à tous ceux qui ont pour mission d'instruire, d'éclairer, de consoler, de soulager ; à tous ceux qui compatissent aux maux et aux vicissitudes de l'humanité souffrante. Je l'adresse aux prêtres, aux instituteurs, aux maires des communes, à tous les pères et mères de famille. Ils y puiseront l'art incertain de donner des soins à ceux qui souffrent et de prévenir surtout bien des maladies par notre méthode d'hygiène, très-souvent au moyen de plantes connues et dont la vertu reste encore ignorée du plus grand nombre.

Notre mission ici-bas consiste à nous aider les

uns les autres ; souvent le devoir nous impose de faire les garde-malades auprès de ceux qui nous sont chers ou de guider de nos conseils ceux qui sont chargés de ce soin. Malheureusement une hygiène bien entendue est encore un labyrinthe dans lequel viennent s'égarer les intentions les plus généreuses : chaque jour nous révèle les résultats irréparables d'une ignorance malheureuse. Ce petit livre en brisera les obstacles et lèvera le voile épais qui cache depuis trop longtemps le moyen sûr de donner aux pauvres malades les soins intelligents que leur état réclame.

Je vous l'adresse donc, ô prêtres vénérés de nos campagnes, vous qui savez si bien prodiguer les encouragements, les consolations, les avis salutaires, tout ce que vous possédez, en un mot, c'est-à-dire votre âme ; je vous l'adresse, vous qui connaissez tous les habitants de votre paroisse comme votre famille et qui savez leurs besoins, leurs maux, leurs déboires ; je vous l'adresse, ô vous qui êtes comme un trait d'union entre la terre et le ciel, qui ne cessez dans la force et l'énergie de votre devoir, de visiter toutes les familles, d'encourager les malades, de consoler les mourants et d'alléger le malheur partout où vous passez. Nul ne l'ignore et nul n'ignore non plus que le prêtre pratique sans cesse la vie d'action et qu'il suit en cela l'exemple du Christ, car il croit à la force du Verbe.

Le prêtre est donc, dans bien des circonstances pressantes, le médecin de l'âme et le médecin du corps, et ses études sérieuses et fortes, et ses connaissances scientifiques le rendent apte à posséder tout ce qu'il faut pour cela ; son dévoûment n'a jamais faibli en face d'un besoin pressant.

Cette pensée nous encourage à faire appel à son abnégation en lui adressant ce livre. Puisse-t-il l'accepter avec un empressement égal à notre haute vénération et puisse-t-il alléger un peu sa noble, mais bien pénible tâche.

J'adresse encore mon livre à l'instituteur des campagnes, à cet homme modeste qui passe inaperçu et qui, comme le prêtre, n'a d'autre ambition que de prodiguer les bienfaits de son instruction solide et noblement utilisée, sans se préoccuper de l'ingratitude révoltante qu'il heurte presque à chaque pas. Mais, dans son désir d'être utile, rien ne l'arrête ; ses sentiments élevés planent au-dessus de toutes les bassesses, car il sait puiser auprès du Très-Haut la force et le courage. Il accomplit avec la sérénité du devoir la tâche qui lui incombe en combattant la superstition dans les populations où l'ignorance est profondément enracinée et en se montrant le puissant ennemi des préjugés et de la routine, pour arriver à faire de ses élèves des hommes accomplis.

Aujourd'hui que toutes les nations rivalisent entr'elles pour se munir d'engins destructeurs, comme si notre dernier mot était de tout détruire, nous voulons faire nos puissants auxiliaires des excellents instituteurs pour essayer de prolonger la vie. Notre appel sera entendu de ces fonctionnaires aimés qui n'ignorent point la rapidité avec laquelle les fosses se creusent et se remplissent dans nos cimetières, car la mort n'a pas besoin de fusils pour faire promptement son œuvre. Aussi leur concours ne nous fera point défaut, nous en sommes assuré, car ils savent que les patronages sérieux et dévoués se trouvent toujours dans ce qui a un but utile, noble et grand comme la mission qu'ils remplissent avec tant de zèle et de dévoûment. Qu'ils reçoivent à l'avance mes remercîments sincères et qu'ils soient assurés qu'ils trouveront une satisfaction de plus dans le bien qui résultera de la pratique de nos conseils.

J'adresse encore mon livre aux maires des communes qui , par leur position , ont des relations quotidiennes avec tous les habitants , leurs administrés et je l'adresse aussi aux pères et mères qui ont tant à cœur la santé de leurs enfants. Puissent nos conseils leur épargner bien des pleurs et détourner de leurs familles les fléaux des maladies si nombreuses à cet âge.

Nous faisons des vœux bien sincères pour que la lecture de ce petit livre se répande partout, persuadé que nous sommes qu'il tarira la source de bien des douleurs et qu'il préviendra bien des larmes si l'on sait profiter des enseignements qu'il renferme.

PREMIÈRE PARTIE

HYGIÈNE

Hygiène veut dire santé. C'est donc la science qui enseigne le secret de nous préserver des maladies qui nous menacent ; c'est la conservation de la santé et la prolongation de la vie ; c'est donc aussi la prolongation du bonheur, puisque sans la santé l'existence est dure et aucun agrément ne nous caresse.

La santé est donc le premier point de la vie, et il vaut mieux la conserver présente que de la rappeler quand nous l'avons perdue. Aussi est-il très-important de connaître dans tous ses détails les lois de l'hygiène, afin de nous préserver des longues souffrances causées par l'inobservation de ses règles.

Cette étude est donc des plus intéressantes et elle doit tenir le premier rang dans l'éducation de la génération présente et à venir, puisque de ses résultats doivent dépendre notre bien-être, notre régulière organisation, notre état normal et notre repos, car santé vaut plus que richesse.

La sagesse nous apprend donc à la bien ménager quand nous la possédons et à en faire une amie constante qui ne nous quitte qu'alors seulement qu'il n'y a plus d'espoir.

Occupons-nous donc à en faire une étude approfondie et nous saurons en mettre les règles en pratique pour nous et pour les autres, lorsque des circonstances malheureuses ou inattendues viendront enrayer quelques-uns des rouages de notre divine organisation.

Aliments.

L'homme est tellement mortel qu'il a toujours besoin de manger pour vivre ; mais il ne doit pas non plus vivre pour manger, et il doit toujours conserver en tout la plus stricte sobriété. C'est la plus sûre règle pour conserver sa santé intacte.

On doit toujours se lever de table avec un restant d'appétit.

La sobriété seule prévient et guérit souvent bien des maladies.

L'intempérance tue ou appesantit nos facultés intellectuelles. Après un repas copieux, on a moins d'esprit dans le cerveau et on est plus animal et moins homme.

Le jeûne excite nos facultés intellectuelles, et notre sainte Religion, en établissant le Jeûne du Carême, s'est montrée pleine de sollicitude pour notre corps tout en pensant au salut de notre âme, car le jeûne du Carême arrive au printemps, à l'époque où la saison éveille une sorte d'effervescence dans le corps de l'homme et où la chair des animaux portés à la reproduction de leur espèce, est peu saine, tandis que l'usage des herbes nouvelles purifie et rafraîchit le sang.

La profession que l'on exerce et la température du climat doivent aussi principalement nous guider dans le régime de vie que nous devons suivre.

Le régime de l'homme des champs ne doit pas être le même de celui qui est obligé à une vie sédentaire, comme le régime de l'hiver ne doit pas être le même que celui de l'été.

En hiver, une nourriture substantielle, en été, une nourriture plus légère.

L'estomac est inconstant, l'uniformité le gêne et la Providence semble avoir voulu lui donner raison en nous donnant à chaque saison les aliments qui doivent entrer dans cette variété.

Air.

Un air pur et abondant épure et revivifie le sang noir au moyen de son oxygène.

2.

L'air impur compromet la santé, ainsi les matières en putréfaction, l'encombrement des maisons, les marais, les fosses d'aisance, les fumiers en altèrent la pureté.

Les fruits et les fleurs produisent, comme le corps de l'homme, un gaz acide carbonique aux dépens de l'oxygène, qui est nuisible à la santé ; il faut absolument les bannir de tous les appartements habités et surtout des chambres à coucher. Que d'accidents imprévus', que [de morts subites qui n'avaient pas d'autres causes, et, parce que certaines personnes ont pu résister à ces émanations putrides, il ne s'en suit pas qu'on doive les tolérer, car, tous, nous n'avons pas le même tempérament, et nous ne devons pas tenter les mêmes épreuves aux dépens de la vie que nous devons chercher à prolonger le plus possible dans l'intérêt de notre âme. Tel qui est mort en impie, aurait fini en chrétien s'il avait eu quelques jours d'existence de plus.

L'air étant donc nécessaire à l'homme, et le plus impérieux de ses besoins étant celui de respirer, il est de la plus haute importance de le renouveler chaque jour dans les appartements, en tenant les fenêtres ouvertes pendant quelques heures.

Il faut avoir soin d'éviter les courants d'air, ainsi que les changements brusques de température, afin de ne pas troubler les fonctions de la transpiration, d'où résultent soit des névralgies, soit des douleurs rhumatismales ou des fluxions de poitrine. Il ne faut pas, non plus, boire froid en été, après une marche forcée, ni trop se reposer à l'ombre quand on a transpiré, la circulation du sang serait obstruée et il en résulterait un des accidents que nous avons cités plus haut. La seule boisson qui pourrait être tolérée en pareil cas, serait un peu de vin pur ou un peu d'eau-de-vie et encore serait-il très-prudent d'agiter le liuqide dans la bouche avant de l'avaler ; de cette manière, la chaleur de la bouche fait disparaître le contraste de température qui existe entre la boisson et l'œsophage, et il y a, dans ce cas, moins à redouter une fluxion de poitrine ou une maladie de la gorge.

Boissons.

L'eau est la meilleure des boissons lorsqu'elle est légère. Préférez celle des rivières ou des fontaines qui peuvent la laisser couler, à celle des puits, parce qu'elle est mélangée d'une plus grande quantité d'air.

Bien que l'eau ne soit pas un aliment, les personnes qui ont une vie sédentaire doivent en user de préférence, parce qu'elle rend la digestion plus facile et donne une santé excellente. Il ne résulte pas de cela que nous devrions bannir l'usage du vin, mais nous voulons faire entendre que l'homme de cabinet ne doit point en boire comme l'homme des champs, parce qu'il ne dépense pas autant de forces et qu'il n'a pas besoin d'aliments aussi nutritifs pour les réparer.

Abstenez-vous autant que faire se pourra de boire de l'eau-de-vie, et rappelez-vous qu'un petit verre de cette boisson représente au moins huit verres de vin ; la santé et la bourse s'en trouveront mieux.

Nous expliquerons plus loin les occasions dans lesquelles on devra faire usage de ces boissons.

Habitations.

Les habitations doivent, autant que possible, être exposées au levant ou au midi ; mais comme tout le monde n'est pas libre de choisir sa place au soleil, nous recommanderons d'avoir des appartements spacieux, à plafond élevé, bien éclairés et bien élevés.

Choisissez pour chambre à coucher un appartement où se trouve une cheminée, afin que l'air y soit renouvelé par son orifice ; s'il n'en existe pas, laissez ouvertes les portes de communication avec les autres pièces de la chambre, afin d'établir une ventilation suffisante pour chasser les miasmes que dégage le corps de l'homme.

Les habitations doivent être élevées au-dessus du niveau du sol, avec cave au-dessous et à l'abri des émanations insalubres, c'est-à-dire loin des fumiers, des fosses à purin, des marais et des écuries.

On doit préférer la santé à la commodité.

Propreté.

La propreté joue un rôle important, puisqu'elle élimine par nos pores une grande quantité de matières et qu'il est indispensable que cette élimination ne soit point contrariée, puisqu'il pourrait en résulter des accidents très-fâcheux, tels qu'inflammations, dartres, prurits et autres maladies cutanées.

Il faut donc que rien ne porte obstacle aux fonctions de la peau, et pour la maintenir constamment propre, il faut prendre des bains à deux ou trois jours d'intervalle l'un de l'autre, ou, ce qui serait préférable, se lotionner tous les matins en se levant, tout le corps avec de l'eau froide, dans laquelle on aura préalablement fait dissoudre un peu de savon ou mieux encore du sel. L'eau froide et salée réconforte la peau, donne de la souplesse aux membres et préserve des attaques d'apoplexie, ainsi que des rhumes. Ne craignez pas de continuer cette habitude en hiver; secouez un peu votre paresse et vous aurez lieu d'en être grandement récompensés par la douce chaleur qu'une réaction immédiate fera renaître et qui vous fera braver les froids les plus rigoureux, alors que bien d'autres grelotteront.

J'insiste sur les lotions froides à l'eau salée et je ne crains pas d'avouer que celui qui tient à sa santé doit s'y astreindre tous les jours. C'est une excellente précaution et un excellent remède pour les personnes prédisposées à l'apoplexie, à l'anémie et aux maladies nerveuses, ainsi que nous aurons l'occasion de le voir plus loin.

Exercice.

L'exercice est une nécessité de notre être, comme il est aussi la conséquence du mécanisme de notre organisation, et l'usage que nous en faisons a une grande influence sur notre santé. Un exercice modéré accroît nos forces, facilite la circulation du sang, excite notre appétit et nous prépare un sommeil tranquille ; un exercice trop forcé fatigue le système musculaire et le rend incapable de nous continuer son service. L'insuffisance de son action prédispose à un grand nombre de maladies, telles que la goutte, les maux d'estomac, les douleurs de tête, et produit un tel affaiblissement qu'il nous rend inhabiles aux fonctions que nous sommes appelés à remplir.

La marche est l'exercice le plus facile, le meilleur, le plus naturel et celui qui convient le mieux à tous les tempéraments ; mais comme il n'y a que les membres inférieurs qui y prennent part, il est bon d'exercer autrement les membres supérieurs par quelques travaux manuels répétés tous les jours à des distances assez éloignées des repas.

La gymnastique qui va être introduite dans nos écoles primaires, par suite de la bienveillance toujours vigilante des chefs de l'instruction publique, contribuera fortement à développer les forces du corps et à rendre l'homme leste, adroit, courageux.

Travail.

La loi du travail est écrite au frontispice de l'humanité; elle est, pour tous les hommes, un devoir et
une obligation, et celui qui y manque frustre la
société, tourne le dos au bien-être et au bonheur, et
se prépare un avenir ténébreux.

Depuis la première chute de l'homme, Dieu l'a
condamné à gagner son pain à la sueur de son front;
le travail est devenu pour tous une loi d'expiation
comme une loi d'amour. Celui qui ne dépense pas
dans le travail toutes ses forces, les voit faire un
retour sur elles-mêmes pour y produire une foule de
désordres, et il les gaspille, ses forces, dans des excès
qui attaquent bientôt sa santé, car l'oisiveté use plus
vite que le travail.

Le travail, comme l'exercice, doit être modéré : il
doit avoir ses bornes et l'attrait pour stimulant; un
travail exagéré, au-dessus de nos forces et que
l'avarice et le désir de s'enrichir commandent, épuise
par cette usure organique, vieillit avant le temps et
produit des désordres physiques qu'un long repos a
peine à réparer.

La loi divine sert donc nos intérêts en nous obli-
geant à nous reposer le dimanche et à employer ce
saint jour à donner de nouvelles forces à notre âme.
Cette prescription de la religion a un caractère de
bonté et de prévoyance conservatrice pour notre
santé, que nous aurions tort de méconnaître et d'en-
freindre.

Honte, misère, maladie, abrutissement, dégoût de la vie, voilà ce qui attend le paresseux au bout de la route dans laquelle il s'engage.

Santé, bien-être, gaîté, bonheur, considération, voilà les résultats inévitables de l'activité, du travail intelligent et bien entendu.

Que les pères et mères de famille comprennent bien cela et qu'ils s'associent aux éducateurs de l'enfance pour diriger l'éducation de leurs enfants vers le goût du beau, du bien et du vrai; qu'ils leur fassent le tableau des bons et des mauvais ménages; qu'ils leur fassent comparer quelle est la meilleure manière de passer agréablement et heureusement la vie et qu'ils ne cessent de les diriger vers ce but; qu'ils apprennent qu'ils doivent à leur famille leur temps, leur affection et leur protection de toute la vie.

La destinée des enfants dépend de la direction qui aura été donnée à leurs facultés morales, et cette semence prendra de jour en jour racine dans leur esprit si les parents exercent sur eux une surveillance de tous les jours, en ayant soin qu'ils ne voient que de bons sujets, qu'ils ne lisent que de bons ouvrages, qu'ils assistent aux offices et aux instructions religieuses, où ils apprennent à connaître et à aimer notre divine religion, c'est-à-dire la route qui conduit au bonheur.

Cette éducation morale les préservera de la route du vice, reconstituera notre société sur une base plus saine et mettra un frein parmi ceux de nos populations rurales qui désertent encore la campagne pour la ville, en leur faisant comprendre que ce bien-être apparent, ce luxe éblouissant, ces plaisirs factices ne sont que tromperie et renferment des périls cachés pour le corps et pour l'âme.

La santé et le bonheur ne se trouvent pas là; seuls la campagne, le village natal, la vie et le travail des champs les procurent.

Sommeil.

Si le travail est pour l'homme une loi et une obligation, le sommeil est indispensable pour la réparation de nos forces; c'est le repos le plus salutaire et le plus naturel, et il semble que la nature nous invite à prendre ce repos en nous envoyant régulièrement le retour périodique des jours et des nuits.

Le sommeil doit avoir une durée en rapport avec l'âge, le sexe, la constitution, les fatigues, les maladies, les accidents, etc.; il ne doit pas être retardé trop avant dans la nuit, et les personnes qui se couchent de bonne heure et se lèvent de même, ont, en général, un sommeil calme et exempt de rêves bizarres et fatigants.

On doit généralement se coucher aux mêmes heures; les matelas de laine sont préférables aux lits de plumes, et pendant le sommeil la tête doit être plus élevée que le reste du corps; la chambre à coucher doit être propre, avoir été aérée plusieurs fois pendant le jour et ne renfermer ni végétaux, ni animaux dont les émanations puissent être nuisibles.

Si nous pouvons dormir sans rêver, si nous pouvons écarter ces cauchemars qui nous visitent si souvent pendant le sommeil, c'est un grand bien. Pour cela, il faut observer rigoureusement les préceptes d'hygiène que nous avons indiqués précédemment et surtout être très-sobre dans le boire et dans le manger, surtout le soir, et ne pas oublier, ainsi que nous l'avons déjà dit, que l'homme qui se borne à un faible exercice doit manger bien moins que celui qui se donne beaucoup de mouvement.

Il arrive néanmoins quelquefois qu'on éprouve au lit un malaise indéfinissable et qu'on ne peut pas s'endormir. Lorsque cela arrive, c'est que nos règles d'hygiène ont été violées; on en est averti par cette légère insomnie. Que faire alors? il faut sortir du lit, retourner son oreiller, secouer longtemps ses draps, ouvrir son lit, aérer sa chambre à coucher, y brûler du papier ou du vinaigre sur une pelle rougie. Après ces précautions, on s'endormira d'un sommeil tranquille. Si l'on se sent trop paresseux pour sortir du lit, on peut se contenter de soulever la couverture avec les bras et la laisser ensuite retomber lorsqu'une bonne quantité d'air y sera introduite. Il faudra renouveler ce manége bien des fois, quoique la dernière méthode ne vaille pas la première.

Du bon Emploi du Temps.

De toutes les méthodes d'hygiène, la plus utile, la plus saine, la plus appropriée à nos besoins physiques et moraux, le plus important de nos devoirs devant Dieu et devant nous-même, est de donner un bon emploi au temps qui nous est accordé.

Nous avons dit que le manque total d'exercice ou un travail au-dessus de nos forces nuisent beaucoup à notre santé physique ; nous devons, pour continuer la métaphore, ne pas laisser notre esprit inactif ni trop le surmener.

C'est de l'emploi utile de ces heures précieuses qui composent la vie qu'il faut savoir religieusement tirer parti.

Rappelons-nous que la vertu et le bonheur se donnent la main et qu'on n'est véritablement heureux qu'en suivant la route du devoir. Le malheur est toujours la conséquence d'une vie dissipée, car le remords suit toujours de très-près la faute, tandis qu'une bonne action porte toujours avec elle sa récompense.

L'apprentissage de la vie doit donc être notre principale étude. Le mérite de la vie n'est pas dans la longueur du temps, mais dans le sage emploi qu'on sait en faire.

L'homme chrétien doit donc diviser le temps en trois parties, savoir : celle de Dieu, celle de la famille et celle de la société.

Dieu. — L'homme doit être chrétien dans toute la force du mot; il doit observer ponctuellement les règles de sa religion et s'acquitter des devoirs qu'elle lui impose. Cette qualité augmente d'ailleurs toutes les autres; elle leur donne un charme délicieux et nous augmente l'estime et la considération auprès de ceux qui nous entourent.

Famille. — Le temps est comme l'argent, a-t-on dit quelque part, ne le prodiguez pas et vous en aurez assez. Prenez l'habitude du travail, ne vous laissez pas fléchir par l'indolence et, de cette manière, vous vous suffirez à vous-même et vous vous sentirez fort contre l'adversité, si un jour elle vous visite. Or, qui peut affirmer qu'elle ne le visitera pas, à notre époque surtout où une fortune, quelque grande qu'elle soit, quelque assurée qu'elle paraisse, est aussi éphémère que la beauté.

Cherchez à vous perfectionner dans votre profession et soyez convaincu que ces efforts assidus deviendront un jour le plus sûr moyen d'assurer votre existence et celle de votre famille. Combien d'hommes honorables et aisés n'ont dû leur bien-être qu'à cette étude de tous les jours et aux améliorations qu'ils ont su introduire dans la mission qu'ils avaient à accomplir. Un proverbe dit : Que celui qui n'acquiert pas perd ; ne laissez jamais dire cela de vous; ce serait consentir à descendre dans l'opinion de ceux qui nous entourent.

Société. — Cette étude embellit vos œuvres, mais encore elle rend des services précieux à la société à laquelle vous vous devez après la famille, et qui profite progressivement de vos perfectionnements. Le raffinement provenant de ces efforts de tous les jours, est une lettre de recommandation dont le crédit dure toujours, et rien n'est éphémère comme la routine, comme le travail sans intelligence.

Etudiez, étudiez sans fin; lisez de bons auteurs; acceptez la vie avec le sérieux qu'elle réclame et ne suivez pas dans leur course évaporée ces fous, ces insouciants qui ne pensent pas au lendemain et qui croient que le plaisir est le seul but de notre existence.

La lecture est un des moyens les plus agréables de passer votre temps. Je veux parler de cette lecture sage et morale d'ouvrages sérieux, choisis et se rapportant autant que possible à votre profession, ou traitant d'économie morale, religieuse ou politique. Un livre est le meilleur conseiller ou l'ennemi le plus perfide que vous puissiez rencontrer dans la vie. Bannissez les romans qui altèrent la rectitude du jugement, surexcitent l'imagination, troublent l'âme et sont la cause de mille désordres et remplacez-les par de bonnes et solides lectures, qui mettent du sérieux dans l'esprit et inspirent le goût du travail, de l'économie et de la vertu.

De la Modération; Calme des Passions.

La modération est l'âme de la sagesse et de la santé. La passion est une inclination violente pour tout ce qui répond à nos besoins réels ou imaginaires, pour tout ce qui caresse nos désirs, notre ambition, notre cupidité, pour tout ce qui nous entraîne à l'amour comme à la haine, à la vengeance comme à la générosité, à la tristesse comme à la joie, à la luxure et à l'intempérance comme à la continence et à la sobriété.

L'homme qui se laisse entraîner sur la pente fatale de ses désirs défendus, l'homme qui ne sait pas faire usage de sa raison et de ses principes religieux, pour mettre une barrière infranchissable au frein qui l'entraîne sur la voie glissante du vice, se prépare un avenir désolant et tend à sa ruine, car rien n'est plus contraire au bien-être physique et à la paix morale que ces passions qui tyrannisent et tourmentent l'âme en même temps qu'elles fatiguent et tuent le corps.

Celles qui sont les plus pernicieuses et qui font le plus de victimes sont la luxure et l'intempérance. Consultez les hôpitaux et vous serez témoin des douleurs effrayantes et des maux dégoûtants dont sont accablés les insensés qui expient durement les suites de leur inconduite.

Un travail réglé, une vie occupée sans cesse, sont le plus sûr gardien de la vertu et la diversion la plus puissante aux passions. — Assurez-vous donc les moyens qui dépendent de vous pour combler le vide du temps ; laissez le plaisir à l'imprévu et réglez, la veille, le travail du lendemain ; c'est le seul moyen d'écarter l'ennui, de calmer les inquiétudes et de vous distraire de tous les sentiments pénibles qui pourraient parfois assombrir l'horizon de votre ciel.

Les seules passions qui anoblissent l'homme et qui conviennent à sa dignité et à sa destination, sont l'amour de Dieu, l'amour de la famille, l'amour de la patrie ; elles sont peu menaçantes pour sa santé, et elles l'élèvent en dignité.

La première de ces passions, l'amour de Dieu, est la plus élevée, la plus pure, parce qu'elle est désintéressée, et la plus sûre par l'immutabilité de celui qui l'inspire.

L'amour de la famille est aussi une passion, mais une passion expansive, dévouée, illimitée, généreuse ; celui qui la ressent oublie tout, se sacrifie à tout, donne tout et souvent ne demande rien en retour.

L'amour de la patrie est aussi une passion généreuse qui nous attache à notre pays par une force invincible ; ce sentiment est si naturel, que toutes les histoires, tous les ouvrages qui traitent des mœurs des différents peuples du globe, nous donnent la preuve que tous les hommes aiment leur patrie ; piété filiale, amour fraternel, respect religieux pour le Dieu qui nous a donné l'être, tout est renfermé dans l'amour de la patrie.

Vous qui devez vous montrer fiers d'appartenir à un pays qui a tant fait pour l'humanité ; respectez le

chef dont les efforts constants sont de veiller à la
sécurité de votre bien-être ; respectez ses représen-
tants qui s'efforcent d'interpréter ses vœux en nous
rendant la vie plus douce et plus facile ; vénérez les
magistrats qui usent leur vie en la sacrifiant à votre
repos ; aimez les ouvriers, les savants, les voyageurs
qui vous consacrent leurs talents, leur expérience et
qui vous enrichissent chaque jour de découvertes
qu'on aurait jugé impossibles et qui, au péril de la
vie, ont été entreprises pour le bien de l'humanité.
Et quand vous aurez satisfait à ces affections pures et
élevées, vous serez de bons citoyens et la patrie
pourra franchement et sans défiance compter sur
vous.

Je sais que bien des personnes pourront trouver
mes conseils un peu hasardés ; je sais qu'on récusera
ces avertissements comme entachés d'exagération, en
invoquant le bénéfice des exceptions, mais qu'elles y
prennent garde, car en agissant ainsi elles s'achemi-
nent doucement vers le terme où le mal deviendra
irrémédiable.

La religion est la plus énergique de toutes les forces
morales pour garantir l'homme contre ses emporte-
ments et ses excès ; elle a des intérêts concordants
avec l'hygiène, car l'une lui demande la sagesse,
la modération, le sacrifice au nom des intérêts de
l'âme, et l'autre les demande au nom des intérêts du
corps.

Vous qui n'avez pas encore glissé sur le versant du
mal et qui n'en connaissez pas les résultats funestes,

travaillez chaque jour à votre perfectionnement ; évitez de connaître l'oisiveté par un travail soutenu et sagement réglé ; aimez votre religion et mettez en pratique les préceptes de morales qu'elle vous apporte : vous vous préparerez ainsi une source de vraies jouissances et une vie heureuse, calme, exempte de remords ; là, et là seulement sont la vraie joie, le véritable repos, le seul bonheur.

Du Tempérament.

Le tempérament, dans l'état de santé ou de maladie, est la première chose à consulter ; tout le monde croit le connaître et en fait la base des différents actes de sa vie. Cela est vrai quelquefois, mais dans l'état de maladie, on ignore presque toujours quels sont les premiers soins à appliquer à tel ou tel tempérament, comme aussi on ne connait pas les soins à donner à notre santé en rapport avec la nature de notre tempérament, afin d'éviter les maladies que la négligence de chacun d'eux peut entraîner.

Quelques notions d'hygiène, à ce sujet, sont donc essentiellement utiles, soit pour rectifier de grandes erreurs, soit pour être en garde contre son propre jugement.

La constitution est la manière d'être qui est propre à chaque individu et qui établit sa santé lorsqu'elle tourne à son avantage.

3.

Une bonne constitution est donc celle où tous les organes du corps humain remplissent avec l'énergie qui lui est nécessaire toutes leurs fonctions.

Le défaut d'équilibre dans leur activité, leur développement établit la différence des constitutions, d'où résultent divers tempéraments.

On admet donc quatre tempéraments principaux :

    1° LE TEMPÉRAMENT SANGUIN ;
    2° LE TEMPÉRAMENT NERVEUX ;
    3° LE TEMPÉRAMENT BILIEUX ;
    4° LE TEMPÉRAMENT LYMPHATIQUE.

TEMPÉRAMENT SANGUIN.

Ce tempérament se reconnaît à la fermeté des chairs, à l'animation du teint, à la coloration de la peau et à la prédominance des appareils de la circulation et de la respiration. La poitrine est large et bien développée, le sang riche, les mouvements énergiques et forts, la peau vermeille, la physionomie animée et la chaleur du corps très-prononcée. Celui qui le possède est toujours gai, franc, aimable, actif et entreprenant ; ses passions sont énergiques, et pour les diriger, il a besoin de toute la force d'une hygiène éclairée.

Les maladies qui attaquent les personnes douées du tempérament sanguin, lorsque le système qui le produit domine trop sont les inflammations, les hémorragies et les coups de sang. Ces personnes devront observer une alimentation simple, un régime doux et ayant pour base les fruits, les légumes, le lait et les boissons aqueuses ; elles devront éviter les boissons alcooliques, les excès de table, les repas copieux du soir, les veilles, un sommeil trop prolongé, et se livrer aux travaux manuels, aux professions qui exercent le corps, à des promenades à pied ou à cheval et répétées tous les jours.

Les lotions froides et salées dont nous avons déjà parlé, leur sont indispensables, comme aussi tous les soirs, en se couchant, elles doivent avoir la précaution de mettre sur le front une bande de chiffons de la largeur de deux doigts et mouillée dans de l'eau salée.

Pour obtenir une amélioration réelle, durable et se préserver de tous les inconvénients du déraillement, on doit continuer ce régime des années entières et le renouveler souvent, car lorsqu'il s'agit de modifier ce qui constitue matériellement le corps, il faut un temps précieusement long.

TEMPÉRAMENT NERVEUX

Le tempérament nerveux est le développement des facultés morales et intellectuelles et une assez grande surexcitation de tous les organes placés sous la dépendance de ce système.

Il se reconnaît à une sensibilité excessive, à la promptitude des impressions, des déterminations et des jugements. L'excès de ce tempérament est pénible, car il détermine ces crises dites nerveuses, si pénibles et si difficiles à guérir; il trouble les fonctions de la digestion et compromet très-souvent la santé.

Les personnes nerveuses sont malheureusement trop portées aux plaisirs; elles sont irritables, s'inquiètent ou se réjouissent facilement; leur visage est pâle, mobile, leur œil expressif et leur pouls fréquent.

Pour prévenir ou soulager les funestes effets de cet état maladif, il faut se livrer à un exercice très-actif et poussé jusqu'à la fatigue; se lotionner tous les matins à l'eau froide et salée ou prendre des bains froids, à condition de n'y rester que deux minutes; se frictionner fortement au sortir du bain; user de viandes fortes, bœuf, mouton; les manger saignantes et surtout conserver le calme de l'esprit et la paix de l'âme.

Le régime doit donc être substantiel; mais il faut éviter tous les aliments excitants, ainsi que les boissons stimulantes: le café, le thé, les liqueurs, ainsi que les travaux de l'esprit trop prolongés et les passions tristes, comme la colère, la haine, les idées de vengeance, ainsi que ces impressions trop vives qui provoquent des pensées de nature à troubler l'âme.

TEMPÉRAMENT BILIEUX

Le tempérament bilieux est en général caractérisé par l'abondance des sucs biliaires, le volume considérable du foie et la coloration de la peau et du blanc des yeux en un jaune très-prononcé. Les formes sont rudes, les muscles prononcés, la charpente forte, le corps agile, le teint foncé, la peau velue, les cheveux noirs, le visage sec, la physionomie expressive, les yeux étincelants, le corps sans embonpoint et le pouls très-fréquent.

Le caractère moral de l'homme au tempérament bilieux est d'être hardi, constant, possédant une grande facilité de conception, une imagination ardente, incapable de s'arrêter devant les obstacles et ayant une disposition prononcée à obéir à la violence des passions, comme aussi à acquérir des connaissances supérieures.

Lorsque le tempérament nerveux, associé au tempérament bilieux, prédomine sur ce dernier, il se reconnaît facilement au sujet qu'il domine; il devient fougueux, irritable, méchant, et un rien l'emporte.

Les maladies de ce tempérament sont les maux de tête, les éblouissements, les dérangements de l'estomac et du ventre, des coliques bilieuses ou la constipation, les fièvres ardentes, les gastrites, l'hypocondrie, le choléra et en général les maladies aiguës.

Les personnes de ce tempérament doivent prévenir la constipation par de légers purgatifs, par des tisanes laxatives, comme les décoctions de cresson, de racine d'oseille, de patience, etc., et par une alimentation rafraîchissante, tels que les fruits, les légumes, les fécules, les viandes légères, veau, poulet, gibier, etc. Les liqueurs alcooliques, les assaisonnements excitants, le vin pur, ne leur conviennent pas du tout, et comme les changements brusques de température leur sont excessivement contraires, elles doivent suivre les caprices du temps et bien se couvrir, ou s'habiller légèrement selon qu'il fera ou froid ou chaud.

Les lotions froides répétées tous les matins, les travaux manuels, ceux surtout qui obligent à se courber souvent et à presser sur la vésicule du fiel, un exercice modéré facilitent l'écoulement de la bile et conservent la santé aux sujets bilieux.

Ils ne doivent pas perdre de vue que leur corps est comme une cheminée raboteuse qui a souvent besoin d'être ramonée et ils doivent combattre cette tendance obstinée à la constipation en usant, chaque fois que le besoin s'en fera sentir, des tisanes indiquées ci-dessus, dans lesquelles on fera dissoudre tantôt de 1 gr. à 1 gr. 50 de rhubarbe, pendant huit jours, ou, si on le préfère, 5 gr. chaque jour, et pendant le même temps, soit de sulfate de magnésie, ou de magnésie calcinée, ou de bicarbonate de soude.

TEMPÉRAMENT LYMPHATIQUE

Les caractères extérieurs de ce tempérament sont un ton de chair lâche, une couleur blanche, des formes arrondies dues à un grand développement du tissu cellulaire, les lèvres décolorées et la peau peu chargée de poils.

Pour les personnes lymphatiques, les impressions de l'âme qui émeuvent sont amoindries ; elles vivent dans l'insouciance, manquent d'énergie et sont fatiguées et essoufflées par le moindre exercice.

Elles doivent éviter toutes les causes débilitantes ; avoir une nourriture substantielle et réparatrice, telle que viandes fortes, bœuf, mouton, salé frais, boire du vin et du café de première qualité, faire de l'exercice au grand air et au soleil, s'occuper à quelque travail manuel, sans cependant le pousser au-delà de leurs forces, éviter l'humidité et les habitations insalubres, éviter aussi autant que possible de se laisser gagner par le sommeil du matin en se levant de très-bonne heure pour aller faire quelque longue promenade. Rien n'est plus salutaire que l'air pur du matin; celui des forêts est très-fortifiant. Les maladies de ce tempérament attaquent les ganglions lymphatiques et en général les organes qui reçoivent beaucoup de vaisseaux blancs, tels que les catarrhes, les scrofules, la chlorose, le cancer, les congestions sanguines, soit du foie, soit de la rate, soit des poumons.

Il arrive très-souvent que le tempérament lymphatique se rencontre avec le tempérament nerveux et que la prédominance de celui qui est le plus développé ébranle l'équilibre de la constitution ; dans ce cas, il faut user sagement des règles que l'hygiène nous a tracées, et modérer et affaiblir par un régime bien tendu le tempérament qui domine, tout en fortifiant celui qui se trouve opprimé.

Ces détails sur les différentst empéraments suffisent, sans nul doute, pour faire comprendre la manière dont la constitution doit être dirigée, afin d'appliquer à chacun d'eux les soins que son état réclame.

―――――――

L'art de conserver la santé consiste donc dans l'application des règles hygiéniques ; et si chacun voulait utiliser nos conseils dans l'occasion, il réussirait à maintenir où à ramener facilement dans son état normal les rouages de cette machine compliquée que nous appelons le corps et le soustrairait à bien des maladies que l'ignorance seule laisse souvent développer en nous, au préjudice de notre santé, de notre repos, de notre bourse et souvent même de notre vie.

Qu'il faut s'observer dans le manger et conserver une sobriété scrupuleuse.

L'abus des plaisirs de la table est l'excès dont l'hygiène a le plus à se méfler. L'hygiène a pour mission de tracer des avertissements quelque rigoureux qu'ils puissent être, et leur sévérité a son excuse dans le bien de conservation qu'elle se propose ; mais encore est-il de son devoir d'adoucir la rigueur de ses conseils ; elle doit demander le possible pour l'obtenir ; c'est là sa suprême sagesse. Je sais que bien des personnes lui pardonneront à peine ses gronderies en faveur des intentions qui les dictent et qu'elles les trouveront tracassières et gênantes, prétextant que la santé est ennuyeuse quand elle s'achète par un trop grand régime ; mais qu'elles soient bien persuadées que toute voie qui mène à la santé ne saurait être ni épineuse, ni chère, et que nulle privation ne doit nous paraître coûteuse. Il n'y a qu'à choisir entre deux routes : l'une nous conduit à la santé par la modération, et l'autre à la maladie par l'abus.

. L'appétit, chez l'homme, se complique, se continue, s'irrite par le désir, malgré ses besoins naturels et d'une manière anormale qui fait que l'on va demander des choses qui sont en dehors du domaine de la physiologie. D'où il résulte qu'à côté de l'appétit légitime réellement vrai qui ne demande qu'à être satisfait, il y a l'appétit factice et illégitime qui demande à être borné ; ce dernier est l'appétit du palais qui ne s'apaise jamais et le premier est l'appétit de l'estomac qui s'use vite.

Nous devrions, à l'exemple des animaux, avoir de justes bornes et savoir ne pas aller au-delà. Chez eux, ces appétits sont renfermés dans des limites naturelles qu'ils ne franchissent pas ; l'instinct leur tient lieu de sagesse et il est bien rare, chez eux, que l'appétit n'aille pas s'éteindre dans la satisfaction modérée.

L'abus d'un appétit factice, quand il n'engendre pas d'autres maladies plus graves et plus sérieuses, amène simplement à la perte momentanée de l'appétit, et l'estomac tombe dans une torpeur qui ne se dissipe pas aisément.

L'exercice est un moyen de la relever et on a dit avec raison qu'on digère autant avec ses jambes qu'avec son estomac; c'est-à-dire que pour que la santé soit équilibrée, il faut que la sobriété et l'exercice se donnent la main.

Si la sobriété est utile à l'homme en pleine santé, elle est obligatoire aux convalescents et aux valétudinaires; ils ne doivent donner à leur estomac que les aliments raisonnables et qui peuvent être supportés sans pesanteur et sans lassitude dans les membres. La sobriété, d'ailleurs, est facile et naturelle: les animaux s'arrêtent quand ils sont repus; l'homme recule les limites de son appétit; seul il mange pour manger. Sans doute il ne doit pas rester étranger aux satisfactions du goût: ce sens lui a été donné pour lui rapporter quelques satisfactions légitimes, et il introduit toujours quelque chose d'intellectuel dans les actes de sa vie, qui paraissent le plus pur domaine de l'instinct. Pour lui, toute la question est une question de mesure; mais combien sont rares ceux qui gardent la sobriété! Elle est pourtant possible, quoi qu'on en dise; elle est difficile, j'en conviens; on ne la reconquiert plus aisément quand on l'a perdue. Mais le travail, l'activité, un but élevé donné à sa vie, les compensations de l'intelligence sont des moyens puissants pour les conserver.

L'homme qui sait rester sobre volontairement conserve sa dignité bien plus que celui qui y est contraint par la déchéance de la santé ou par l'impuissance des organes.

On pourrait réduire aux règles suivantes un système que les gens bien portants comme les gens débiles feraient bien de méditer :

1° Conserver toujours un restant d'appétit au sortir de la table ;

2° Ne pas sentir de langueur d'estomac ou dans les membres pendant la digestion ;

3° Etre sobre dans la mesure de son âge, de ses forces ou de sa santé ;

4° Ne manger que d'aliments sains ;

5° Varier rarement les mets et ne pas demander aux condiments un appétit factice ;

6° Ne manger qu'à des heures réglées ;

7° Se reposer demi-heure après le repas ;

8° Se livrer ensuite à quelque exercice corporel et savoir s'arrêter quand la fatigue commence ;

9° Se coucher et se lever à des heures fixes ;

10° Se lever de bonne heure et se coucher de même.

Les centenaires ne se sont jamais rencontrés parmi les intempérants et l'on trouve de plus longues vies chez les cénobites que dans la vie sensuelle et élégante.

Donc, l'homme qui veut être libre, rester sain et mourir vieux, doit se défendre contre les excès et les douceurs de la table et il y parviendra par le travail soit de corps, soit d'esprit, soit par l'arrangement régulier de son existence. Les excès forment une chaîne sans fin ; l'un entraîne l'autre, et résister à l'un c'est prendre le chemin pour les repousser tous.

Des Professions.

L'avenir de l'homme dépend de la profession qu'il embrasse ; elle a, sur sa santé, une grande influence ; elle modifie son tempérament, sa constitution, ou le prédispose à certaines maladies que l'hygiène aide à reconnaître ou à éviter.

Malheureusement les parents ne réfléchissent pas assez d'avance sur les professions qu'ils veulent donner à leurs enfants ; ils ne cherchent bien souvent que leur intérêt personnel et n'interrogent pas assez leur caractère, leur degré d'intelligence et leur capacité physique. Ainsi, telle profession qui convient à une constitution forte et robuste ne saurait convenir sans danger à celui dont les organes sont faibles et prédisposés à contracter les maladies qui dérivent de ces mêmes influences. Par exemple, un garçon d'un tempérament lymphatique se trouvera mal dans une profession absolument sédentaire, et sa santé se détruira complétement s'il ignore les moyens pour y remédier ; dans le cas contraire, s'il choisit une profession s'exerçant à l'air libre, demandant de l'activité et un grand déploiement de forces, tous ses organes se développeront et sa santé s'affermira de plus en plus.

Mais puisque le mal existe, puisque le calcul des parents leur sert de bandeau et leur fait négliger presque toujours un soin aussi utile et aussi impérieux, mettons à leur portée les préservatifs utiles aux maladies que leur profession engendre et envisageons dans leur détail les moyens à employer pour remédier aux maux dont ils sont sans cesse menacés.

Nous établirons donc deux catégories de professions, les professions sédentaires et les professions musculaires.

PROFESSIONS SÉDENTAIRES.

Chez les personnes livrées aux travaux intellectuels, l'activité et l'excitation du cerveau se produisent très-fréquemment, alors que les muscles restent inactifs et si ce genre de travail est trop prolongé, le cerveau se fatigue; il reçoit à chaque instant une quantité considérable de sang et la santé peut être compromise, parce que ce travail, poussé à l'excès, engendre des migraines, des céphalalgies, des névralgies, des apoplexies, etc., suivies ou précédées de maux d'estomac, de constipation, de digestions pénibles, d'embarras gastriques, de la goutte, des maladies de la vessie, etc.

Il est donc indispensable que les hommes qui se

livrent à ces travaux prennent de sérieuses précautions pour entretenir les fonctions organiques.

Nous conseillons les suivantes qui sont non-seulement un préservatif, mais encore un moyen curatif pour guérir les maux si multiples de ces professions :

1° Eviter de travailler immédiatement après les repas ; attendre une heure au moins ;

2° Chercher des distractions en dehors des travaux habituels ;

3° Ne pas prolonger les veilles et se lever de bonne heure ;

4° Faire des promenades au grand air, de deux heures au moins ;

5° Se créer des distractions qui procurent de l'exercice, telles que la chasse, l'équitation, le jeu de billard, le volant, la boule, etc.

6° Avoir un régime sévère ;

7° Etre très-sobre dans le boire et dans le manger ;

8° Faire usage d'aliments de facile digestion et boire très-peu de vin ;

9° Se préserver en tout temps du froid aux pieds et aller toujours nu-tête ;

10° Respirer un air pur et se précautionner contre les changements brusques de température.

Ces conditions employées avec sévérité, avec une conscience scrupuleuse et avec une persévérance de tous les jours, s'opposeront à ce que les professions sédentaires usent les forces et abrègent la vie de l'homme. Il y va de sa santé, de son avenir, de son bonheur et de celui de la famille et de la société.

Professions Musculaires.

Cette catégorie comprend toutes les professions actives dans lesquelles les forces sont développées. Le travail a la plus heureuse influence sur la santé et la vie ; il active la nutrition et les fonctions digestives ; il développe la chaleur du corps, rend plus facile la circulation du sang et fait de l'ouvrier l'homme de la nature. Celui qui observerait un régime réglé et qui ne ferait d'excès ni pour le travail ni pour la nourriture, celui qui saurait se préserver des accidents que l'ignorance engendre ou que l'indifférence fait naître, conserverait une santé toujours robuste et prolongerait sa vie bien au-delà du terme fixé par les lois de la nature., Malheureusement on oublie ces prescriptions et trop souvent on dépasse les limites tracées par les lois de l'hygiène, prétextant que cela est impossible. Rien n'est impossible à l'homme ; il ne s'agit que de vouloir et de lutter contre les penchants mauvais vers lesquels notre nature nous fait pencher sans cesse.

Songeons d'ailleurs que notre vie est une lutte sans fin et que nous devons persévérer jusqu'au terme de notre voyage. Prenons ces luttes en esprit de pénitence ; sachons rapporter quelque chose à Dieu que nous délaissons toujours et nous en retirerons les seuls avantages que nous ayons le droit de réclamer et d'attendre : d'abord la santé, ensuite, et c'est ce qu'il y a de plus précieux, une place dans le séjour des bienheureux. Et en effet, si nous avons la force de maîtriser des penchants qui abrégeraient notre vie, à plus forte raison aurons-nous le courage de repousser nos penchants mauvais et de poursuivre, telle que Dieu nous l'a tracée, la route de notre pélerinage dans ce lieu d'exil et de misère. Sachons donc lutter ; sachons nous observer et suivons rigoureusement les lois que le bon sens, la nature, la divinité nous dictent.

Donc, pour que l'homme de travail, l'homme de la nature puisse conserver toujours cette santé précieuse que sa profession lui donne, il doit observer les prescriptions suivantes :

1º Ne pas dépasser la mesure de ses forces et savoir s'arrêter où l'excès commence ;

2º Eviter les refroidissements, les coups de soleil, les vents de coulis ;

3º Changer de linge chaque fois qu'après être mouillé de sueur, on se repose pour prendre le repas ou pour cesser le travail ; c'est éviter de cette manière les rhumes, les fluxions de poitrine, les congestions cérébrales, les inflammations de l'estomac, etc.

4º Ne pas boire avec excès pendant les sueurs abondantes occasionnées par les grandes chaleurs ; boire peu de vin, mais pur ; cela étanche mieux la soif. La tisane de café est une boisson tonique et des plus saines ; elle active les forces et s'oppose aux transpirations trop abondantes. Cette boisson a été d'un grand secours pour nos armées dans les campagnes de Crimée et d'Italie et dans la triste expédition contre la Prusse.

5° Se nourrir convenablement et en proportion du travail et de la perte des forces par une trop grande sueur ;

6° S'abstenir totalement de boissons alcooliques, mais surtout le matin à jeun ;

7° Eviter l'humidité en tout temps ;

8° Aérer les habitations et surtout les chambres à coucher ;

9° Se laver tous les matins le corps avec un linge mouillé ou une éponge, mais principalement la tête, le cou, les bras, la poitrine et le dos.

10° Prendre de temps en temps des délassements intellectuels; il n'est pas permis de laisser dormir son intelligence pendant que les muscles fonctionnent. Il faut, dans ses instants de loisir, occuper son esprit à des lectures morales et instructives, rechercher les livres qui nous enseignent nos devoirs à l'égard de Dieu, à l'égard de nos semblables, à l'égard de la patrie. Le choix des bonnes lectures se lie étroitement aux intérêts les plus chers de la société, qui sont ceux des bonnes mœurs, de l'ordre public, de l'industrie, de la propagation des lumières utiles, du bien-être des classes laborieuses, de la dignité de la nature humaine.

Les garanties qu'invoque l'avenir de la civilisation sont renfermées dans ce choix scrupuleux, et parmi les auteurs qui publient des livres qui ébranlent la société et jettent le poison au cœur, se trouvent encore en grand nombre des amis de l'humanité qui s'occupent, avec constance et émulation, à publier

4.

des ouvrages propres à remplir le cadre tracé par nos besoins et à provoquer en même temps la distribution de ces ouvrages par l'intermédiaire de sociétés généreuses, de bibliothèques justement encouragées par l'administration de l'instruction publique.

Education religieuse, source de tous les devoirs.

Avant de commencer la nomenclature des diverses maladies dont nous voulons parler dans le cadre étroit que nous nous sommes tracé, je m'adresserai encore au père de famille, à l'instituteur surtout, pour les prier, au nom de l'humanité, de ne jamais perdre de vue que l'homme n'atteint à la plénitude du caractère que par la religion qui, seule, le met en possession de sa véritable dignité. Je sais que ces fonctionnaires n'oublient jamais leurs devoirs et que, champions d'une noble cause, ils consentent à renoncer aux douceurs de la vie pour se consacrer, avec ce dévouement qui caractérise si bien leur dignité, au soin de l'éducation populaire; je sais qu'ils ont appris dans les écoles normales que la religion est indispensable à l'homme, en ce sens qu'elle lui apprend ce qu'il est, ce qu'il est venu faire, où il va; qu'elle lui apporte ses titres de famille et le met en possession de son héritage.

Je sais qu'il met ces préceptes en pratique avec foi et conviction, mais qu'il me permette d'entrer dans des considérations à cet égard, bien convaincu que nous nous rencontrerons plus d'une fois sur ce terrain de l'éducation religieuse, seule base solide de la société et de la morale.

Tous les penchants de l'homme sont ennoblis à leur source par l'éducation religieuse ; quelle que soit sa condition, sa dépendance ou sa faiblesse, il tient son rang dans l'harmonie de la création, qui le relève à ses propres yeux, et dans la contemplation de la perfection infinie, il retrouve son origine et sa fin.

Laissons l'enfant se familiariser avec le service de Dieu ; cette pratique sainte lui apprendra graduellement, sans qu'il s'en doute, à se défendre contre les séductions de la vanité, à se protéger contre ce qui pourrait l'avilir, à se respecter lui-même et enfin à être content de son sort. L'éducation religieuse enseigne à l'enfant la reconnaissance, la confiance, l'amour de ses semblables, la bienveillance, le désintéressement, la générosité ; elle protége son innocence qui est l'aimable attribut du premier âge ; elle entretient la paix du cœur, le calme des sens et, s'enracinant peu à peu de cette manière, elle lui conserve les garanties de bonheur, en le détournant de la dissipation, en soutenant sa volonté par de plus puissants motifs, en lui inspirant une douce sécurité et en le défendant de vaines alarmes.

L'éducation morale doit commencer par l'éducation religieuse pour l'animer, la protéger et la diriger. La nature nous l'enseigne, en ce qu'elle a mis dans le cœur de l'enfant une disposition favorable qui lui fait embrasser avec joie les douces influences des vérités religieuses. Entretenu dans ces principes, il comprend mieux ses devoirs, qui sont le corollaire de la loi imposée à l'homme par le Créateur; les doctrines morales se simplifient, le respect devient plus profond; l'obéissance devient plus facile et se confond avec la reconnaissance; la loi est douce et les fardeaux moins lourds à porter.

La religion favorise le recueillement, ajoute une nouvelle force au repentir, inspire le désir du perfectionnement et le besoin de devenir meilleur; elle embellit le silence, anime la solitude et donne ainsi à l'enfant qui la reçoit une sagesse anticipée.

Loin de nous ces idées que la religion n'est utile qu'aux conditions inférieures; elle est la première nécessité de tous et elle a des secours pour tous les besoins; elle est utile au grand pour le préserver de l'orgueil, au riche pour lui enseigner la modération, au pauvre pour le soutenir contre le dénûment, à celui qui souffre pour le consoler; elle est l'amie du pauvre, la compagne du solitaire, la protectrice de la veuve et de l'orphelin et le bonheur de celui qui n'a plus d'autre espérance ici-bas.

La religion ainsi enseignée et bien comprise relève le caractère et la dignité de l'homme; elle lui enseigne la liberté et l'égalité qui sont écrites sur son frontispice; en sa présence, les limites des diverses classes de la société cessent; la paix qui s'établit ainsi, en face de

Dieu, entre le riche et le pauvre est cette vraie fraternité, cette affection sincère qui les unit, car ils adorent dans le même temple, placés à côté l'un de l'autre, le même Dieu, le Dieu qui ne fait que la distinction des cœurs et qui appelle à lui ceux dont la pureté et l'innocence sont le partage.

Donc, si de bonne heure l'enfant est inspiré des sentiments religieux dans toute leur pureté, s'il est ainsi préservé des écarts qui font parfois commettre les plus funestes abus; si la joie et la sérénité sont répandues dans son cœur; s'il apprend de bonne heure à avoir une profonde horreur pour le mal, l'hypocrisie, le mensonge, la lâcheté, toutes choses qui corrompent le cœur; si la candeur, la droiture, l'accomplissement des devoirs sont toujours à ses yeux le meilleur moyen d'honorer Dieu; s'il sait bien comprendre que la religion est pour lui une école de morale et la source seule du vrai bonheur, ces enfants, l'espoir de l'avenir, porteront en eux le germe d'une transformation inébranlable; alors la société se reconstituera et la Patrie pourra compter sur elle, puisqu'elle aura Dieu pour piédestal. Et sous cette puissance suprême, la France régénérée se reconstituera forte, puissante, invincible et alors, mais alors seulement, règneront en réalité, quelle que soit la forme de gouvernement, la liberté, l'égalité et la fraternité, car la France marchera dans le sentier de la mission grande et glorieuse qu'un peuple religieux seul a le droit de demander et d'attendre.

Puissent nos conseils être entendus et puissent nos

vœux se réaliser. La patrie, la famille, la société y trouveront leur compte et, par une suite naturelle, la santé reprendra sa splendeur d'autrefois, car une âme saine loge presque toujours un corps sain.

On me demandera peut-être quels rapports peuvent lier la santé à ce raisonnement et quels rapports unissent l'hygiène au sens religieux.

Voici ma réponse guidée par une expérience longue et étudiée avec autant de soin que le comporte la gravité de la matière :

La religion modère nos passions et elle tend à les maintenir dans de justes limites.

Il arrive souvent que, par suite de fréquentations dangereuses ou de mauvaises lectures, notre croyance est ébranlée, que les passions cherchent à prendre le dessus et à dominer avec une volonté tyrannique ; alors nous errons de doute en doute et nous finirions par nous égarer sans ressources si la religion, vers laquelle nous faisons naturellement un retour, ne venait prévenir ces égarements malheureux. Alors, oubliant aussitôt ce moment de misère, nous jetons un regard vers Dieu et vers l'Eglise, notre directrice, et nous nous rappelons que celui qui n'obéit pas aux préceptes de l'Eglise sera puni, comme aussi sera récompensé celui qui les observe.

Je dirai plus, et en cela je ne crains pas de me tromper, car l'expérience me le prouve, que celui qui observe les préceptes de l'Eglise a mille chances contre une pour conserver sa santé, parce que celui-là ne fera aucun excès et parce qu'il saura trouver assez de forces pour réprimer les passions qui ne peuvent que la compromettre.

Pour faire comprendre encore mieux les bienfaits naturels de la religion et pour faire ressortir ce qui en fait son prix, j'ajouterai qu'à mesure que nous vieillissons, toutes nos passions s'émoussent et s'éteignent, tandis que le sens moral tend à se développer de plus en plus. En effet, notre vie doit nécessairement avoir un terme et à mesure que nous en approchons, nous nous détachons peu à peu des affections terrestres pour nous occuper de notre sort futur ; ou bien encore si nous sommes dans la force de l'âge, mais que les déboires, les déceptions, la maladie viennent fondre sur nous, nous nous jetons alors dans les bras de la religion qui, seule, console, redonne l'espérance, nous montre que nous ne sommes que voyageurs ici-bas et nous prouve que ces malheurs sont des épreuves que Dieu nous envoie pour nous rappeler notre destinée future.

En face de ce raisonnement, en présence de ces diverses phases de la vie, il n'y a qu'à se recueillir et à le faire avec ce sérieux que comporte notre bonheur du ciel.

Dans ce recueillement, nous verrons qu'on peut éviter tous ces malheurs, que nos fautes n'ont d'autre excuse que notre faiblesse ou notre mauvais vouloir : nous avons la liberté de nos actions, nous savons discerner le bien du mal et nous savons aussi que céder à ces affections que la morale répugne est une faute immense et parfois irréparable, puisque nous étouffons le cri de la conscience en nous laissant entraîner par le courant de ces égarements coupables.

Donc, au nom de l'intérêt de la santé du corps, n'oubliez pas ces recommandations ; tout cela est le fondement de la morale, c'est-à-dire des principes qui forment l'art de se bien conduire.

L'éducation doit donc commencer dès l'âge le plus tendre ; elle doit se continuer à mesure que l'enfant grandit et se fortifie et se maintenir jusqu'à la fin.

Instructeurs de la jeunesse, hommes d'élite autant que d'abnégation, pères-et mères de famille, vous tous qui avez mission d'instruire, faites prendre de profondes racines à ces principes dans votre esprit ; la destinée de la société pour laquelle vous préparez la jeune génération qui est entre vos mains dépend de la direction qui aura été donnée à leurs facultés morales ; il n'y a pas à chercher ailleurs. Vous réussirez, j'en suis convaincu, et vous trouverez dans cette réussite une récompense bien douce qui vous dédommagera de vos efforts, comme aussi vous y puiserez un encouragement bien légitime, afin de poursuivre jusqu'à la fin la tâche noble et pénible que Dieu vous a confiée.

MÉTHODE HYGIÉNIQUE

Pour conserver la Santé et se préserver des accidents qui peuvent la compromettre

1° Habituez-vous à aller toujours nu-tête et à ne vous servir de coiffure que lorsque vous serez forcé de vous déplacer ; vous souffrirez peu de ce côté-là et vous conserverez les dents et cheveux ;

2° Levez-vous de bonne heure et lavez-vous le corps tous les matins avec de l'eau froide et salée ; habillez-vous ensuite promptement et allez faire une promenade au grand air, jusqu'à ce que la réaction soit faite, ce qui ne se fera pas longtemps attendre. Pour cette mesure, qu'on ne devrait jamais négliger, il faut commencer par la figure, puis par les bras et la poitrine et ainsi sur tout le reste du corps, en ayant soin de s'essuyer immédiatement au fur et à mesure que l'on passe d'une partie du corps à l'autre, c'est-à-dire qu'après s'être mouillé un bras, il faut l'essuyer avant de mouiller l'autre, etc. ;

3° Préservez-vous scrupuleusement de l'humidité ;

des courants d'air et portez toujours des bas de laine, qu'il faudrait avoir soin de saupoudrer de farine de moutarde fraîche, en hiver, lorsque l'on ressent aux pieds et aux jambes un froid trop sensible; portez également des gilets de laine et ayez soin de changer de linge après chaque transpiration trop abondante;

4° Ne mangez qu'à des heures réglées. Si vous êtes un peu souffrant du côté de l'estomac ou que le manger vous fatigue, prenez une tasse de bon café avant votre principal repas, qui doit toujours être celui du milieu de la journée; mangez beaucoup de soupe et peu de pain : c'est, de tous les aliments, celui qui se digère le mieux; on doit y tenir d'autant plus qu'il est incontestablement prouvé que ce qui nous nourrit et nous fortifie est ce que l'on digère et non ce que l'on mange; buvez du vin de bonne qualité additionné de moitié d'eau;

5° Livrez-vous à l'exercice du corps, dans la mesure de votre position et ne dépassez jamais la limite de vos forces, les hommes de bureau, qui ont une vie sédentaire, doivent, quelque temps après le repas, se livrer à des exercices gymnastiques, ou de jardinage, ou encore à une promenade de deux heures au moins matin et soir;

6° Ayez soin de maintenir dans vos appartements et surtout dans vos chambres à coucher une propreté égale à celle de votre corps; vous vous préserverez ainsi de bien des maladies, dont vous ignorez souvent l'origine et dont vous êtes seuls cause par votre négligence;

7° Conservez toujours la liberté du ventre. Si l'habitude de manger des mets fortement épicés, (ce qui est une très bonne chose), amène parfois la consti·pation, prenez tous les deux ou quatre jours, selon le cas, deux ou trois gram. de rhubarbe enveloppée dans un peu de soupe étendue dans un cuiller. Dans ce cas, on la prend le matin de bonne heure ; on peut manger ensuite un peu de soupe pour masquer l'amertume de la rhubarbe. Pour seconder l'effet laxatif, on avale du bouillon mélangé d'un peu de vin. On attend ainsi facilement l'heure du déjeuner et l'on mange comme d'habitude.

Si l'effet purgatif ne produit pas l'effet désiré on élève la dose de rhubarbe jusqu'à 4 grammes ; mais il est rare qu'on soit obligé d'employer cette dose.

8° Soyez sobre dans le boire et dans le manger et levez-vous toujours de table avec un restant d'appétit. Celui qui mange jusqu'à s'alourdir s'expose à de graves inconvénients et se rend ensuite incapable de tout travail sérieux. La sobriété prolonge la vie toujours tandis que les excès l'abrègent considérablement ;

9° Soyez fidèles à vos devoirs à l'égard de Dieu ; veillez sans cesse à la bonne santé de l'âme ; pratiquez les règles qui vous sont tracées par votre religion et observez fidèlement ses préceptes. De cette manière, vous conserverez cette gaîté franche et loyale qui se trouve toujours chez celui qui accomplit fidèlement son devoir ; vous serez bon voisin, citoyen sincère et dévoué, et la société pourra compter sur vous, parce que vous serez toujours étranger à la dissimulation, à

l'hypocrisie, à la tromperie et que vous saurez conserver cette dignité noble que porte sur son front tout
homme qui marche selon les voies de Dieu.

En vous conformant à ces prescriptions aussi faciles
qu'avantageuses, vous vous préserverez de bien des
maladies et vous vous procurerez en même temps le
bien-être que donne une bonne santé jointe à la satisfaction d'avoir travaillé dans l'intérêt du salut. Telle
doit être notre capitale occupation : nous savons que
tout finit ici-bas, tandis que la vie future doit durer
toujours, heureuse ou malheureuse, selon que nous
aurons accompli les préceptes de cette loi sage que
Dieu nous a tracée. Laissons à d'autres le loisir de la
méconnaître. Pour nous, travaillons sérieusement à
notre salut et prions pour les pauvres égarés, afin que
le Tout-Puissant les ramène dans la voie de la vérité,
dont ils ne se sont écartés que par orgueil ou
aveuglement.

Nous allons donner, par lettre alphabétique, l'énu-
mération des diverses maladies, afin d'en faciliter la
recherche.

DEUXIÈME PARTIE.

Abcès.

L'abcès est un amas de pus ou d'humeurs qui se forme sur certaines parties du corps à la suite de l'inflammation d'un tissu. Dès l'apparition des symptômes et afin d'empêcher l'accumulation du pus, il faut immédiatement recourir à l'application de cataplasmes émollients que l'on renouvelle souvent ; l'emploi de ce moyen guérit rarement, mais il calme la douleur et permet au malade un repos supportable pendant les progrès du mal. Si, après quelque temps, le travail de l'inflammation ne perce pas la peau, il faut faire ouvrir l'abcès avec un bistouri, afin d'empêcher les humeurs de se faire un chemin vers l'intérieur, en dedans des organes, ce qui pourrait occasionner de graves accidents. Dès que la peau est percée et que le pus est sorti, il faut laver la plaie avec de l'eau tiède et légèrement salée ; renouveler ce moyen deux ou trois fois par jour pendant trois jours ; alors la guérison ne se fait pas longtemps attendre.

Comme un abcès est toujours l'indication d'une surabondance ou d'un mouvement d'humeurs, il faut y remédier au moyen de dépuratifs et de purgatifs.

1• Il faut, pendant huit jours, faire de la tisane de cresson de fontaine, une grosse pincée chaque fois, et on boire à froid deux verres par jour de la manière suivante : dans le premier verre, il faut délayer deux grammes de rhubarbe de Chine, et dans le second verre qu'on ne prendra qu'une demi-heure après, on mêle une cuillerée à bouche d'huile surfine.

2° Ne déjeuner que trois heures après et prendre immédiatement avant le repas une tasse de café chaud première qualité.

3° Après huit jours de ce traitement et afin de prévenir le retour des abcès, furoncles, boutons, etc., il faut, pendant deux semaines, faire usage des tisanes dépuratives de saponaire et de douce-amère, afin de purifier le sang et de le débarrasser de ce principe morbifique qui portait atteinte à la constitution du malade.

Abeilles (PIQÛRE).

Les piqûres d'abeilles, guêpes, frelons, etc., qui ne sont jamais dangereuses, se guérissent en enlevant d'abord l'aiguillon avec la pointe d'une aiguille ou d'une épingle et non avec les doigts, parce que la pression pourrait faire entrer le venin que l'insecte aurait laissé en dehors ; on presse ensuite la peau pour la faire saigner et on lave immédiatement avec de l'eau fortement additionnée d'ammoniaque.

Il arrive quelquefois que l'on est piqué par un insecte qu'on n'a pas eu le temps de voir ; on doit craindre que c'est quelque mouche venimeuse dont la piqûre est dangereuse et quelquefois mortelle. Alors on doit immédiatement laver fortement la plaie avec le phénol pur ou avec de l'ammoniaque légèrement additionnée d'eau. Il serait bon que toute personne qui habite la campagne possédât chez elle un flacon de chacun de ces deux liquides ; il arriverait moins d'accidents à la saison des chaleurs. Nous voyons bien des morts rapides dont la cause est inconnue et qui, souvent, proviennent d'accidents auxquels on n'a pu porter remède, par suite d'une trop grande négligence à se procurer certains préservatifs dont le prix, d'ailleurs, est accessible à toutes les bourses.

Aigreurs.

Les aigreurs d'estomac consistent dans des renvois désagréables et brûlants, provenant de liquides aigres qui se trouvent dans l'intérieur des premières voies. Quelquefois cet état provient d'une inflammation, ce qui se reconnaît au teint plus pâle, aux yeux entourés d'un cercle bleu, à la sécheresse de la bouche ; la langue est blanchâtre et rouge à l'extrémité. Dans ce cas, on devra prendre pendant quelques jours de la tisane de mauves sauvages et de la tisane de son.

Quelquefois aussi ce malaise provient de la faiblesse des organes ; on le reconnaît à ce que la digestion se fait mal, l'appétit est presque nul et la tête lourde : dans ce second cas, il faut, pendant vingt jours, prendre le matin, à jeun, une heure au moins avant le repas, trois grammes de magnésie calcinée; de plus, dans la première cuillerée à soupe du dîner, on avale 50 centigrammes de rhubarbe. On doit continuer la dose de rhubarbe tous les jours pendant dix jours et la magnésie calcinée de la manière suivante: en prendre pendant trois jours de suite, se reposer pendant deux jours et recommencer de même jusqu'à la fin du traitement.

Anémie.

L'anémie est une maladie dans laquelle la masse du sang tend à diminuer ou à se décolorer. Le sujet est pâle, languissant, sans énergie morale; il souffre fréquemment de la tête; il a la fièvre.

Le traitement qui réussit le mieux dans ce cas est celui-ci :

Se laver à l'eau froide salée tous les matins et s'essuyer ensuite fortement jusqu'à faire rougir la peau ; prendre du vin de quinquina dans lequel on aura décomposé de la poudre de fer en quantité

suffisante, un petit verre avant chaque repas ; manger de bons potages faits avec du filet de bœuf, ou de
vieilles volailles ou encore de mouton; boire d'un vin
généreux avec le bouillon de la soupe, si l'on peut
le supporter; manger des viandes grillées ou rôties et
prendre chaque jour une tasse de café de première
qualité, faire de longues promenades au grand air,
dans les bois ou sur les côteaux et s'essuyer au retour
ou changer de linge si la transpiration est abondante.

Comme dans cette situation les organes sont faibles
et s'engorgent trop facilement, il faut prendre un
faible purgatif tous les trois jours, deux, trois ou
quatre grammes de rhubarbe, selon la force ou l'âge
du sujet.

Apoplexie.

L'apoplexie consiste dans une perte subite et plus
ou moins complète du sentiment et du mouvement,
alors que la respiration et la circulation s'exercent.

Dire que les sujets sanguins qui ont la tête grosse
et le cou très-court y sont plus exposés que les autres
peut être vrai, néanmoins nous voyons souvent des
personnes faibles et maladives être atteintes de ces
attaques.

Les causes qui y prédisposent le plus généralement
sont : le manque d'exercice, la bonne chère, l'abus
des boissons alcooliques ; les veilles trop prolongées,

dans lesquelles on a le tort de se livrer à ces sortes de boissons, l'inconduite, c'est-à-dire une vie irrégulière et où l'on se livre à toutes sortes d'abus et de dégradations coupables et qui augmentent notablement les congestions cérébrales.

L'apoplexie est rarement imprévue ; elle s'annonce quelques jours à l'avance par un malaise général, par la rougeur de la face, par des maux ou pesanteur de tête ; par des bourdonnements d'oreilles, par des engourdissements de quelque membre et par des fourmillements dans les jambes, dans les pieds et dans les mains.

Dès que ces symptômes se manifestent, il faut immédiatement employer les moyens qui peuvent les prévenir et qui sont les suivants :

Si c'est le matin, on prend un bol de tisane très-forte de sauge, et une heure après on prend 60 grammes de sulfate de magnésie délayée dans du bouillon d'herbes ; ce jour-là on mange peu, mais avant le repas de midi et après l'effet du purgatif, on boit une tasse de café très fort ; le lendemain, on se lève de bonne heure, on se lave les pieds et les jambes à l'eau froide, on les essuie fortement et après cela on les fouette avec des orties piquantes ; le soir, dans la première tranche de soupe, on avale, gros comme un pois, d'aloès, et cela tous les deux jours jusqu'à complète guérison. Il faut veiller, avec un soin scrupuleux, sur ces diverses attaques qui, si elles étaient négligées, pourraient amener une mort subite et renouveler la médication ci-dessus indiquée au moin-

dre symptôme. De cette manière, on prévient la maladie, mais encore on la fait disparaître pour toujours
en localisant dans les parties basses les congestions
qui menaçaient le cerveau.

Il est très-sage et très-prudent, dans ce cas d'extrême gravité, de consulter un médecin.

Lorsque l'attaque est arrivée, qu'on n'a pu la prévenir et que le malade ne donne aucun signe de vie, il
faut immédiatement le placer sur un lit, en ayant soin
de lui tenir la tête haute; le dégager de tous les habits
qui peuvent gêner la circulation, lui frotter les jambes avec de l'eau-de-vie ou mieux encore lui mettre
des sinapismes aux jambes et aux pieds; prendre au
plus vite une cuillerée de sel marin et le lui introduire
dans la bouche; maintenir, du sel mouillé autour du
cou et lui donner des lavements fortement salés. Presque toujours ces précautions ramènent le malade à la
vie et évitent la paralysie.

Pour éloigner une nouvelle attaque, il faudra
observer la plus stricte sobriété, se priver de boissons
alcooliques; boire le vin mélangé au moins de moitié
d'eau; prendre de temps à autre des purgatifs et faire
souvent usage d'aloès, qu'on prend préférablement le
soir dans la première bouchée de soupe. Pour favoriser l'action bienfaisante de l'aloès, on prend, en se
couchant, et le matin au lever, chaque fois un bol de
tisane de pruneaux.

Ces prescriptions, rigoureusement observées, con-
tribueront à ramener la santé et à faire disparaître
toute menace d'une nouvelle attaque.

Asthme.

L'asthme est une maladie dont le siége est aux poumons; elle est caractérisée par une gêne de la respiration tellement forte, qu'elle va parfois jusqu'à la suffocation. L'asthme est le symptôme d'une affection catarrhale, d'une lésion au cœur ou d'une accumulation de glaires, maladies guérissables ou pouvant facilement être améliorées. Nous recommandons le traitement suivant qui ne doit pas être discontinué jusqu'à complète guérison; il est permis de se reposer quelques jours, au moment des crises surtout, parce qu'alors on ne peut prendre qu'une faible nourriture; mais dans une maladie de ce genre, il faut être opiniâtre dans le traitement.

1° Débarrasser la poitrine par des purgatifs fréquemment répétés; ceux que nous conseillons sont : infusion de 10 gr. de feuilles de séné dans une tasse de café; — ou 3 gr. de rhubarbe de Chine délayée dans du bouillon d'herbes chaud et dégraissé; — ou pilules panchymagogues de Gaffard, chimiste à Aurillac; ou encore pilules de Dehaut. Avec tous ces purgatifs on peut manger, parce qu'ils n'affaiblissent pas.

2° Prendre le soir, en se couchant, une tasse de tisane d'hysope, ou de lierre terrestre, ou de feuilles d'oranger, ou de feuilles de menthe ou encore de mélisse, qui sont d'excellents calmants.

3° Si la suffocation était trop forte, on devrait fumer alors une cigarette de stramonium ou pomme épineuse et brûler du papier Fruneau dans la chambre du malade.

4° Eviter avec soin les changements brusques de température ; se mettre à l'abri de l'humidité et porter des gilets de laine sur la peau.

Bains.

Les lotions froides que nous conseillons tous les matins dispensent des bains et sont plus salutaires.

Nous supprimons les bains de pieds chauds et nous les remplaçons par des lavages à l'eau froide, dont la réaction subite et le fouettage avec les orties produit un effet plus rapide et exempt du danger et des inconvénients des bains chauds.

Néanmoins, il peut arriver que tout le monde n'aura pas le courage de suivre nos conseils ; dans ce cas, il faut avoir recours aux bains ; mais auparavant, il faudra faire appel aux lumières du médecin, qui saura diriger à propos le traitement à suivre.

L'homme bien portant n'a pas besoin de tant de précautions et il peut presque toujours impunément en été, prendre des bains de rivière et en hiver dans un des établissements appropriés à cet usage.

Bile.

La bile est un liquide jaune, amer, sécrété par le foie; elle arrive par le moyen de canaux dans l'estomac, afin de se mêler aux aliments pour aider à leur transformation nutritive. Souvent elle se trouve en si grande abondance, qu'on en rend par le haut et par le bas; il se produit aussi quelquefois un de ces débâcles qui épouvantent à tort le malade.

Lorsque la mauvaise bile ne peut être ainsi rendue et qu'elle séjourne trop longtemps dans l'estomac, elle cause des dérangements sérieux qu'il faut faire disparaître. Nous parlerons des divers traitements aux maladies que cet état anormal occasionne, comme maux de tête, maux d'estomac, maladies du foie, de la peau, etc.

Bouche amère.

Il arrive quelquefois qu'on ressent une amertume à la langue; on sent la bouche pâteuse et on remarque sur la langue une couche blanchâtre ou jaunâtre; cela provient de ce que l'estomac est surchargé de saburrhes qui paralysent les effets de la digestion et, par suite, produisent la perte de l'appétit.

Dans ce cas, on doit prendre pendant trois jours de la tisane de chicorée sauvage et de sauge mêlées;

ensuite on prend un des légers purgatifs que nous indiquerons à l'article estomac. On se délivrera ainsi rapidement d'un petit dérangement qui aurait demandé une médication plus longue si on l'avait négligé d'abord, en lui laissant prendre de trop profondes racines.

Bourdonnements d'Oreilles.

Les bourdonnements d'oreilles sont dus à un vice du sang, à une affection rhumatismale ou au développement d'une dartre dans l'intérieur du tuyau auditif externe, causes qui exigent des dépuratifs, afin de nettoyer la masse du sang et des humeurs. Voici notre médication : faire bouillir de la racine d'oseille et en boire deux verres chaque matin pendant quinze jours; dans le premier verre, mettre trois grammes de rhubarbe et dans le second une cuillerée d'huile d'olive épurée; boire le soir, en se couchant, et deux heures après le repas, un bol de tisane de saponaire ou de douce-amère ou mieux encore de salsepareille.

Il va sans dire que si cette médication fatiguait, on pourrait se reposer un jour et recommencer le lendemain.

Si, parfois, le bourdonnement occasionnait de trop fortes douleurs, il faudrait essayer des fumigations de sureau dont on dirigerait la vapeur dans l'oreille, à l'aide d'un entonnoir. — On se trouve encore bien en introduisant dans l'oreille du coton imbibé dans un liniment composé d'huile surfine et de laudanum de Sydenham.

Boutons.

Il arrive souvent, au printemps surtout, que bien des personnes sont atteintes de boutons qui occasionnent des démangeaisons insupportables et donnent même de la fièvre et de l'insomnie.

Voici ce que nous conseillons avec la certitude d'une réussite assurée :

Se soumettre à un régime rafraîchissant et se priver pendant ce temps d'aliments trop salés ; se laver alternativement avec de l'eau de morue, du jus de cresson et de l'eau froide et salée, c'est-à-dire un jour avec l'eau de morue, le lendemain avec le cresson et le troisième avec l'eau salée ; recommencer ainsi jusqu'à complète guérison ; boire, immédiatement après, un grand bol de tisane de racines de patience, et cela pendant huit jours ; au bout de ce temps, faire du bouillon d'herbes aussi bon que possible ; en boire à froid et dégraissé deux verres par jour ; mettre dans le premier verre 10 grammes de sulfate de magnésie et continuer de la sorte pendant huit jours. Si, au bout de ce temps, les boutons ne disparaissaient pas, il faudrait, après s'être reposé quelque temps, prendre pendant quinze jours, à jeun, un verre de jus de cresson, dans lequel on ferait dissoudre un gramme de bicarbonate de soude et boire dans la journée, entre les repas, un litre de tisane de carottes et de chiendent, dans laquelle on aura préalablement fait dissoudre un gramme de sel de nitre.

Brûlures.

Les brûlures pouvant être plus ou moins profondes, doivent être classées en trois catégories :

1° Rougeur de la peau et inflammation de la partie atteinte ;

2° Sécrétion séreuse produisant sur la peau de petites cloches ;

3° Désorganisation plus ou moins profonde des tissus pouvant détruire les chairs jusqu'aux os.

Voici plusieurs remèdes d'une efficacité incontestable :

I. Tenir immédiatement la partie brûlée dans l'eau froide qu'on renouvelle chaque fois que la chaleur de l'inflammation l'aura trop chauffée, ou bien verser sur la brûlure un petit filet d'eau ; continuer ce moyen pendant plusieurs heures, de manière à empêcher la réaction, ce qui augmenterait la douleur ;

II. Pour les brûlures légères, mettre sur la plaie du linge fin mouillé dans une décoction de feuilles de plantain, de fleurs de sureau et de douce-amère ;

III. Mélanger quatre cuillerées à bouche d'huile

d'amandes douces, quatre cuillerées de vin vieux sucré, avec autant de miel et un jaune d'œuf; verser une cuillerée de rhum; battre le tout ensemble pendant un moment, en enduire la blessure de ce mélange sur laquelle on place du coton blanc cardé (ceci pour les brûlures de la deuxième et de la troisième catégorie);

IV. Appliquer de la confiture de groseilles; il serait bon qu'elle fût plus liquide qu'on ne la fait ordinairement. Dans le cas où elle serait trop solide, la liquéfier avec l'huile de noix et de l'eau en plus grande quantité;

V. Bien écraser des feuilles d'orties piquantes, des feuilles de douce-amère et du persil; les mélanger avec de l'huile d'olive et faire des applications;

VI. Appliquer des rapures de pommes de terre;

VII. Laver légèrement la brûlure avec ce que nous appelons vulgairement eau rouge et qui n'est autre chose que la fleur de millepertuis infusée à froid dans l'eau-de-vie.

VIII. Quand la brûlure est légère et qu'elle est à la main, ce qui arrive souvent aux forgerons, serruriers, couteliers, etc., il faut présenter très-souvent au feu la partie brûlée jusqu'à ce que la douleur disparaisse. Ce moyen réussit toujours et permet à l'ouvrier de reprendre son travail peu d'instants après.

Calculs.

Les calculs biliaires sont des matières bilieuses qui

se sont durcies par suite de quelque accident dont on ne peut guère expliquer la cause ; ils acquièrent la dureté de petites pierres, obstruent les canaux du foie et causent d'atroces douleurs. On perd l'appétit : on devient triste, languissant et la peau prend cette couleur jaunâtre qui dénote toujours quelque chose du côté du foie.

Il faut, dans ce cas, se purger assez longtemps, afin de dégager les conduits par lesquels s'écoule la bile. Voici ce que nous conseillons :

Les deux premiers jours prendre le purgatif suivant :

Follicules de séné, 8 gr.

Faire infuser dans eau, 500 gr.

Ajouter sulfate de soude, 10 gr.

Citron, le jus, 1/2.

A prendre un verre chaque matin, en deux fois, à une heure de distance.

Se reposer un ou deux jours et après cela recommencer le purgatif suivant pendant six jours :

Faire du bon bouillon d'herbes ; le laisser refroidir pour le dégraisser ; en boire deux bols chaque matin et à demi-heure de distance ; dans le premier bol, mettre 20 gr. de sulfate de magnésie et dans le second une cuillerée d'huile d'olive.

Ces moyens réussissent toujours. Dans le cas cependant où l'on ressentirait encore quelques douleurs du côté droit, il faudrait prendre six bouteilles d'eau de Cransac de la manière suivante : En boire un litre chaque matin ; dans le premier verre mettre 5 gr. de sulfate de magnésie ; dans le second, deux cuillerées de bouillon d'herbe chaud et achever ensuite la bouteille en mettant vingt minutes de distance entre la prise de chaque verre.

Nous lisons dans le *Journal de Lot-et-Garonne* du 10-11 juillet 1876, l'article suivant :

Un Remède contre la Pierre

« Nous apprenons qu'à Madère la médecine vient
» de s'enrichir d'un remède infaillible contre la
» pierre. On fait infuser dans l'eau bouillante les fila-
» ments secs de la grappe de maïs, puis on prend
» cette décoction comme une tisane ordinaire deux
» fois par jour, matin et soir. On prétend que des
» cures merveilleuses ont démontré l'efficacité de ce
» spécifique. Nous engageons ceux qui ont du maïs
» non encore égrené, à recueillir les filaments qui
» tapissent les enveloppes des spathes, et à en recom-
» mander l'essai, comme il vient d'être dit, aux per-
» sonnes atteintes de calculs ou de gravelle ou de
» la pierre. »

Calvitie.

La calvitie est due ou à l'irritation du cuir chevelu ou à un état dartreux qui se reconnaît aux pellicules blanchâtres qui se remarquent à la peau de la tête.

Le moyen qui arrête la calvitie ou la prévient toujours est le suivant :

Aller toujours nu-tête, se laver le corps tous les
matins à l'eau salée ; la tête doit être tenue dans un
état constant de propreté. Si la calvitie provient d'un
état dartreux, il faudra, de plus, boire pendant
quinze jours et plus s'il le faut, de la tisane de saponaire, et le soir, en se couchant, deux heures après
le repas, avaler nn verre de jus d'herbes, cresson,
oseille, laitue, chicorée sauvage, etc., dans lequel on
fera dissoudre un gramme de bicarbonate de soude ;
prendre ensuite pendant un mois, matin et soir, deux
cuillerées à bouche d'huile de foie de morue ou mieux
encore deux cuillerées d'iodure de potassium.

Cauchemar.

Le cauchemar est un sommeil pénible dans lequel
se mêlent des songes souvent désagréables et qu'on ne
peut éloigner. Ce dérangement provient d'un trouble
dans les fonctions digestives et qui peut avoir plusieurs causes. Pour s'en débarrasser, il faut que le
repas du soir soit très-léger. De plus, on doit pendant
quatre jours, le matin, en se levant et deux heures
avant le déjeuner, prendre huit grammes de sulfate
de magnésie dans un verre d'eau sucrée. Si cela con-
tinuait, il faudrait, en outre, le soir, une heure
après le repas, boire un gramme de magnésie calci-

née délayée dans un verre d'eau sucrée. Ces moyens
simples contribuent à rétablir dans leur état normal
les fonctions digestives et à faire disparaître ce poids
incommodes qu'on ressent à l'estomac pendant le
sommeil, si toutefois on peut appeler sommeil cet
état de torpeur mêlé à des songes extraordinaires et
désagréables.

Choléra.

Un journal anglais indique la prescription suivante
qui fut adoptée en 1866 par le Collège de Médecine
de Philadelphie et qui est regardée en Amérique
comme le meilleur remède contre le choléra :

Laudanum, 60 gr.
Esprit de camphre, 60 gr.
Teinture de piment, 15 gr.
Teinture de gingembre, 30 gr.
Essence de menthe, 60 gr.
Anodin d'Hoffman, 60 gr.

S'il n'est pas possible de se procurer l'anodin d'Hof-
man, il faut mettre 30 gr. d'éther, mêler le tout,
remuer chaque fois qu'on veut s'en servir, en prendre
ou en donner de dix à quinze gouttes, suivant l'âge
du malade et la violence du mal; en reprendre après
chaque demi-heure jusqu'à la cessation complète des
symptômes.

Dans un cas désespéré, il faut en avaler de suite

une cuillerée mêlée à une égale quantité d'eau. Après cela, le malade devra rester couché sur le dos pour permettre au remède d'agir avec efficacité. Il est prudent d'en avoir toujours un petit flacon dans la poche et quelques morceaux de sucre qu'on en imbibe et qu'on avale en cas d'attaque subite.

Cœur.

Les maladies du cœur sont souvent bien moins dangereuses que ne le croient les personnes qui en sont atteintes ; elles sont dûes à des émotions vives, à la tristesse, à l'ennui, à la peur, à la colère. Les mouvements de cet organe sont plus fréquents et souvent irréguliers. Lorsque ces palpitations sont dues à une maladie de cet organe, il faut, aidé des lumières du médecin, appliquer le traitement qui lui convient, c'est-à-dire repos, calme, liberté du ventre, purgatifs légers, digitale, etc. — Presque toujours les palpitations sont dues à une mauvaise digestion ou à un trouble nerveux ou à un appauvrissement du sang.

Dans ces derniers cas, voici ce qui convient le mieux :

Se laver tous les matins à l'eau salée ou mieux encore prendre des douches froides ; comme ce moyen n'est pas à la portée de tous, il faut, à la place, chaque matin, s'envelopper dans un drap mouillé qui saisisse toutes les parties du corps à la fois ; on s'essuie ensuite et l'on va faire un peu d'exercice, afin de seconder l'effet de la réaction. Suivre un traitement tonique, c'est-à-dire manger des viandes rôties ou grillées, de bœuf ou de mouton ; prendre des bouillons faits avec cette même viande, boire d'un vin généreux et avaler avant ou après les repas un petit verre de vin de quinquina.

Lorsque les palpitations sont dues à une surabondance d'humeurs, on doit souvent faire usage de légers purgatifs à la rhubarbe, à la magnésie, à l'aloès, au séné et faire usage de boissons rafraîchissantes.

On doit, dans tous les cas, prendre tous les matins une cuillerée à café de gelée de genièvre ; c'est le calmant par excellence et qui produit de meilleurs effets que la digitale.

Voici la manière de faire la gelée :

Prenez de la graine bien mûre, écrasez-la et faites bouillir avec quantité suffisante d'eau ; quand elle a bien bouilli et qu'elle offre la consistance d'une pâte, passez à travers un linge très fort ; quand l'eau est passée, pressez très-fortement la graine qui reste dans le linge ; remettez l'eau sur le feu et faites bouillir avec du sucre en quantité suffisante. Lorsque le sirop est fait, retirez du feu et mettez la gelée dans des pots.

Colique.

On désigne sous ce nom un dérangement qui occasionne des douleurs de ventre très-vives et qui provient soit d'un calcul, soit de la présence de vents ou encore d'une trop longue constipation.

La première chose à faire est de prendre, pendant trois jours, 30 gr. par jour, d'huile de ricin dans du café non sucré ; afin de seconder l'effet du purgatif, il faut faire la tisane suivante : oseille, patience, chicorée sauvage, de chacune une grosse pincée ; prunes communes, une poignée ; bien faire bouillir et en boire quatre bols avant et pendant l'effet du purgatif. Ensuite, pendant quatre jours, boire de la tisane de mauves sauvages avec très-peu de graine de lin enveloppée dans un chiffon, deux verres chaque matin à vingt minutes de distance. Si ces moyens n'étaient pas suffisants, on prendrait cette même tisane en lavements, dans lesquels on mélangerait de l'huile d'olive.

Lorsque la colique se change en dyssenterie pénible, il faut, pour les grandes personnes, faire bouillir trois verres d'eau avec un verre de fort vinaigre jusqu'à réduction de moitié ; laisser refroidir et boire le matin à jeun à demi-heure de distance entre chaque verre. Ce remède infaillible fait disparaître la maladie comme par enchantement.

Pour les enfants, nous recommandons un des trois remèdes suivants qui sont très-efficaces :

1° Faire délayer deux blancs d'œufs dans un litre

d'eau, bien sucrer et faire boire de distance en distance, de manière à ce que la potion puisse être achevée dans la journée ;

2° Mêler trois cuillerées à bouche d'huile d'olive dans une demi-tasse de café noir sucré avec du miel et y exprimer le jus de la moitié d'un citron ; faire boire le matin à jeun et continuer pendant trois jours.

3° Mêler vin vieux deux cuillerées, eau-de-vie deux cuillerées à café, huile d'olive deux cuillerées, la moitié du jus d'un citron, eau pure quatre cuillerées ; faire avaler le matin à jeun par petites doses.

4° Avaler un demi-verre de verjus additionné d'un demi-verre d'eau. (Remède excellent).

Constipation.

La constipation est souvent un état de maladie ; pour certaines personnes c'est un état habituel qui ne les dérange pas, bien que la liberté du ventre soit une des conditions essentielles pour la santé.

Voici diverses manières de combattre les constipations :

1° Faire un exercice modéré matin et soir, avant et après les repas ;

2° Boire de temps en temps, le matin, un demi-verre d'eau dans lequel on aura délayé 2 gr. de magnésie calcinée ;

3° Boire pendant quatre jours, le matin, un verre

de jus d'herbes dans lequel on aura mis 2 gr. de bicarbonate de soude ;

4° Manger beaucoup de soupe et peu de pain ;

5° Déjeuner, le matin, d'un peu de soupe ; dans la première cuillerée envelopper 2 gr. de rhubarbe. Continuer pendant deux jours ;

6° Avoir de la rhubarbe non rapée ; le soir, en mettre dans un verre d'eau gros comme le pouce ; le lendemain matin sucrer avec du miel et boire ; continuer pendant huit jours.

On peut, indifféremment, faire usage de l'un des remèdes indiqués ci-dessus, suivant le goût du malade ; ils sont aussi efficaces l'un que l'autre et ils ne fatiguent jamais l'estomac.

Coqueluche.

La coqueluche est un rhume opiniâtre qui fait périr beaucoup d'enfants.

Dès le début de la maladie, il faut tenir l'enfant bien enveloppé dans des vêtements chauds ; lui faire boire de la tisane d'hysope sucrée avec du miel. Si, malgré cela, la maladie fait des progrès, il faut alors employer un des traitements suivants :

1° Prendre pendant quatre jours une tasse de café mêlé à deux cuillerées d'huile d'olive et le jus d'un demi-citron ;

2° Ramasser du cresson, de l'oseille et de la chicorée sauvage; le cresson devra être en plus grande quantité; bien exprimer le jus et en faire boire le matin à jeun quatre cuillerées et, le soir en se couchant, une cuillerée mêlée à deux cuillerées d'eau sucrée;

3° Mélanger une légère cuillerée à café de fleur de soufre lavé avec deux cuillerées de miel; faire prendre le matin à jeun en deux fois, à dix minutes de distance;

4° Si tous ces moyens ne suffisaient pour dégager les poumons, il faudrait alors avoir recours aux lumières du médecin qui, au besoin, ordonnerait un vomitif si cela était nécessaire.

Coup de soleil.

Le coup de soleil est une inflammation à la peau produite par un soleil ardent; cette espèce de brûlure légère produit une rougeur très-apparente et une douleur très-vive.

Dès que cet accident est arrivé, il faut piler du persil en grande quantité, le mélanger avec du sel gris bien écrasé, faire une compresse et la placer à nu sur le siége de la douleur. En cas de fièvre à la tête, il faut laver les pieds à l'eau froide et après les avoir fortement essuyés les frictionner avec des orties piquantes; se chausser de bas de laine, les garder au lit et les saupoudrer d'un peu de farine de moutarde;

tenir sur le siége du mal des compresses de sel gris un peu mouillé ou encore de l'eau sédative.

On se préserve des coups de soleil en portant des chapeaux légers à larges bords et en ayant soin de maintenir un mouchoir blanc sur la tête lorsqu'on est obligé de s'exposer aux rayons d'un soleil brûlant. Cette dernière précaution est utile surtout pour les hommes de bureau.

Coryza ou Rhume de cerveau.

Les causes du coryza sont le froid aux pieds; le froid subit à la tête provenant du passage brusque d'une température chaude à une température froide. On s'en préserve en ayant soin de se laver tous les matins la figure à l'eau froide et mieux encore tout le corps. Néanmoins, lorsqu'on n'a pu l'éviter, nous conseillons l'un des moyens suivants :

1º Couper un oignon à petits morceaux et le mettre infuser à froid dans un verre d'eau le soir en se couchant. Le lendemain, en se levant, renifler de cette eau et continuer pendant deux ou trois jours. Ce remède guérit souvent les rhumes les plus opiniâtres.

2º Se mouiller l'intérieur du nez avec de l'huile d'olive; aspirer bien fort de manière à la faire remonter; continuer ainsi pendant trois jours. Le rhume avorte facilement.

3e Se graisser le nez, en se couchant, avec du suif et boire deux bols d'infusion de sureau, afin de provoquer la transpiration ; le lendemain, éviter le passage subit d'une température chaude à une température opposée et continuer jusqu'à guérison complète.

4o Priser de temps en temps du sucre pulvérisé ; cela provoque un écoulement des mucosités et soulage la tête. On peut aussi priser, [avec avantage, du camphre mélangé avec égale quantité de tabac.

Coup d'Air.

Un coup d'air est un refroidissement subit dont on se préserve en évitant les courants d'air, en changeant de linge après chaque transpiration trop abondante et en évitant les changements brusques de température.

On le reconnaît à des frissons aux membres, au dos, à la poitrine, ainsi qu'à des maux de tête.

Comme cet accident pourrait, s'il était négligé, occasionner un rhume opiniâtre, il faut immédiatement exciter la sueur ; deux jours de notre traitement suffisent : Préparer deux bols d'infusion de fleur de sureau ; pendant qu'on les prépare, faire une course d'une heure après s'être bien vêtu ; rentrer presque au pas de course, de manière à provoquer la transpiration ; se mettre dans un lit bien chaud et tenir constamment aux pieds un fer à repasser très-chaud et soigneusement enveloppé dans un linge, boire un premier bol de tisane sucrée avec du miel ; un quart d'heure après boire le second. Alors arrive une sueur douce, abondante, qu'il ne faut pas arrêter en changeant de linge ; on ne doit en changer que lorsqu'on ressent le froid ou la fatigue. Si, comme cela serait préférable, on faisait le remède le soir, on devrait, après s'être reposé, manger de la soupe et boire après du vin mélangé avec le bouillon. Répéter autant de fois que l'on ressent des douleurs ou des frissons. — Comme ces sueurs affaiblissent l'estomac et ôtent l'appétit, comme les fonctions digestives ont perdu de leur vigueur, il faut, pendant six jours, prendre tous les matins, dans la première cuillerée de soupe un ou deux gram. de rhubarbe de Chine pulvérisée, ce qui provoquera un léger laxatif, dégagera l'estomac et en rétablira les fonctions.

Crachement de Sang.

Cette maladie est caractérisée par l'expectoration d'un sang vermeil et écumeux ; elle est bien moins dangereuse que ne le croient ceux qui en sont atteints ; et si parfois le sujet est saisi d'une faiblesse factice ou d'un accablement étrange, cela est dû plutôt à l'épouvante qu'il éprouve à la vue du sang qu'à la gravité peu légère de la maladie.

Certaines professions y prédisposent, comme celles de prédicateur, d'instituteur, de professeur, de musicien, de chanteur, de cordonnier, de ferblantier, de menuisier, etc.

Très-souvent cette affection est due à la rupture de quelque petit vaisseau dont l'écoulement est plutôt un bienfait qu'une maladie ; d'autres fois elle est due à une maladie sérieuse pour laquelle on doit avoir recours aux lumières d'un médecin.

Pour le premier cas, voici ce que nous conseillons :

1° Boire pendant six jours, à jeun, une infusion froide de petite sauge, et se priver de parler ou de chanter ;

2° Prendre des infusions à froid de quinquina, de bois de rhubarbe ou de quassia amara ;

3° Boire dans la journée un litre de limonade, dans laquelle on aura fait infuser un peu de bois de réglisse et 2 gr. de bicarbonate de soude ;

4° Boire pendant un mois, le matin à jeun, deux verres d'eau de Vichy de la source des Célestins ;

5° Quel que soit le traitement, se purger deux jours de suite avec magnésie calcinée 3 gr., bicarbonate de soude 2 gr., et prendre le soir en se couchant un bol de jus de cresson, dans lequel on aura fait délayer un gramme de bicarbonate de soude ; se reposer trois jours, recommencer à se purger pendant deux jours et continuer ainsi pendant un mois.

Il est bon de faire observer que l'on ne devra faire usage de l'un des médicaments indiqués aux numéros 1, 2, 3 et 4 que dans les trois jours où l'on ne prendra pas le purgatif indiqué au numéro 5.

Dartres.

Les dartres sont des maladies de la peau qui se présentent sous une multitude de formes différentes. Ces maladies attaquent tous les âges et toutes les classes ; leur marche est très-capricieuse : elles disparaissent à certaines saisons et reparaissent subitement plus vivaces, plus grandes, avec des tendances à se développer. Leur cause provient de la malpropreté, de l'habitation de lieux humides et privés d'air, du mauvais état de l'estomac, du foie ou des intestins. Comme toutes ces causes sont de nature à vicier le sang et les humeurs, il faut avoir recours aux remèdes qui purifient ces deux principes vitaux.

La médication suivante réussit presque toujours dans les cas les plus rebelles :

Se laver tous les matins de la manière suivante : le premier jour, avec de l'eau dans laquelle on aura fait bouillir de la morue détrempée ; le second jour, avec du jus de cresson et le troisième jour avec de l'eau de savon ; boire immédiatement après la lotion un grand bol de tisane de saponaire et de douce-amère ; prendre pendant deux jours de suite un bol de chicorée sauvage, dans lequel on aura délayé 3 gr. de magnésie calcinée et 2 gr. de bicarbonate de soude; cesser les lotions pendant ces deux jours ; se reposer trois jours sans discontinuer la tisane de saponaire et reprendre les deux poudres pendant deux jours. Continuer ainsi pendant quarante jours. Le soir, en se couchant, trois heures après le repas, boire un bol de jus d'herbes dans lequel on aura délayé 1 gr. de bicarbonate de soude. Continuer les lotions aussi longtemps que le réclamera le degré d'ancienneté de la maladie. Cette médication, prise au début, la fait avorter complétement. Si elle était trop enracinée et qu'il en restât encore des traces, il faudrait après huit ou dix jours de repos, prendre matin et soir pendant deux mois et immédiatement avant le repas, une forte cuillerée d'huile bien fraîche de foie de morue. — Il ne faut jamais user de ces moyens empiriques en se frottant avec des poudres et des pommades pour faire rentrer les dartres; rien de plus dangereux. Cela pourrait reporter le vice dartreux sur les organes internes et y déterminer des affections mortelles.

Démangeaisons.

Si les démangeaisons proviennent d'une affection dartreuse, il faut employer le remède indiqué à l'article précédent. Si, au contraire, elles proviennent de toute autre cause, les lotions à l'eau salée et au jus de cresson les font disparaître au bout de quelque temps.

Dents.

Les maux de dents proviennent d'accidents si divers qu'on ne peut souvent en préciser la cause. Le moyen unique pour les prévenir est de s'habituer à aller toujours nu-tête et à se laver tous les matins la figure, la tête, la bouche à l'eau froide et à se nettoyer les dents avec une brosse peu rude, afin de ne pas les déchausser.

Pour les douleurs trop violentes, voici quelques indications qui sont toujours suivies d'un succès assuré :

1° Se frictionner les dents avec de l'eau additionnée d'un cinquième de phénol ; si elle est gâtée, y mettre un peu de coton imbibé de phénol.

2° Prendre du sucre que l'on fait fondre sur une pelle rougie ; quand le sucre est fondu, y saupoudrer quelques prises de poivre, bien mêler et faire de petites boules que l'on applique sur la dent ;

3° Mâcher un piment sur la dent malade ;

4° Lorsque le mal de dents est calmé, il faut prévenir le retour de la douleur en ayant recours aux lumières d'un dentiste pour les faire plomber. C'est un moyen sûr de les conserver plus longtemps ;

5° Après chaque repas, se bien rincer la bouche avec du vin ou mieux encore avec de l'eau-de-vie, cela raffermit les gencives et arrête la carie des dents ;

6° Avoir soin de ne pas ouvrir la bouche en marchant ; l'air qui est toujours plus froid que la chaleur de la bouche y joue un mauvais rôle, et non seulement il les noircit, mais encore les fait gâter.

Dyssenterie.

La dyssenterie est épidémique ou contagieuse. Lorsqu'elle règne dans une contrée, il faut avoir soin de tenir les appartements propres et bien aérés, user d'une nourriture rafraîchissante et se priver de salade et de toute espèce de crudités ; éviter de s'asseoir sur le pot ou sur les lieux d'aisances après une personne atteinte de cette maladie.

La cause de cette affection est une bile âcre, brû-
lante, qui lacère les vaisseaux des intestins et produit
des douleurs cuisantes et des envies très-fréquentes
d'aller à la selle. Médication : 1° Prendre pendant
trois jours de suite 30 gr. huile de ricin mêlée à une
tasse de café non sucré et le jus de la moitié d'un
citron. Afin de seconder l'effet purgatif, faire la tisane
suivante : prunes communes, une poignée, chicorée sauvage, une grosse pincée, blettes, oseille, patience des
jardins, une grosse pincée, en boire un bol une demi-
heure après la prise du purgatif ; et pendant que ce
dernier opère, en boire un verre chaque fois que l'on
a été à selle. Le quatrième jour, boire le matin, à
jeun, deux verres d'eau froide et sucrée dans chacun desquels on aura délayé un blanc d'œuf ; dans la
journée boire plusieurs bols de décoction de riz avec
addition de 15 gr. de sirop de coing par bol. Ce
remède est souverain ; s'il ne suffit pas, après huit
jours, employer un des moyens suivants :

2° Faire bouillir trois verres d'eau et un verre de
fort vinaigre jusqu'à réduction de moitié ; boire froid,
le matin, à jeun, en deux fois et à vingt minutes de
distance ;

3° Avaler chaque matin, pendant huit jours, une
grosse cuillerée à café de graines de lin qu'on aura
fait détremper dans l'eau pendant un quart-d'heure,
en prendre une plus légère cuillerée après le repas de
midi et prendre le soir, en se couchant, un quart de
lavement d'eau pure dans lequel on aura délayé un
blanc d'œuf ;

§ 4° Faire cuire une poignée de plantain, vulgairement appelé herbe à cinq côtes et une poignée de
mauves sauvages ; on boire trois tasses le matin à
jeun, dans chacune desquelles on aura mêlé une cuillerée à bouche d'huile première qualité.

Embarras gastrique.

L'embarras gastrique est un état d'indisposition
caractérisé par un malaise général : maux de tête,
maux de cœur, la langue amère, pâteuse, la perte de
l'appétit et souvent aussi des envies de vomir.

Dans ces cas d'indisposition, il faut user de l'un
des moyens suivants :

1° Faire du bon bouillon d'herbes qu'on laisse tout
à fait refroidir afin de pouvoir le dégraisser ; on prendre deux bols chaque matin ; dans le premier bol
mettre 25 gr. de sulfate de magnésie et boire le deuxième bol vingt minutes après ; ne déjeuner, au
moins, que trois heures après ; cinq minutes avant
de manger, prendre une tasse de bon café ;

2° Faire du bouillon comme ci-dessus et dans le
premier bol mettre 3 gr. de rhubarbe. Pour le repas,
suivre les mêmes prescriptions et manger de la soupe
d'herbes ;

3° Boire tous les matins, pendant huit jours, deux

bols de tisane de chicorée sauvage ; dans le premier mettre 5 gr. de magnésie ; ne boire le second que demi-heure après.

Epidémie.

Comme la cause de ces maladies est dans l'air, et qu'elles attaquent un grand nombre d'individus de la même contrée, il est du plus grand intérêt de prendre toutes les précautions de salubrité que nous indique l'hygiène. Ces affections s'emparent plus facilement de ceux qui y sont prédisposés, dont le sang est impur et sur lesquels le mauvais air exerce son action malfaisante.

Il faut donc tenir les appartements dans un état parfait de propreté, y répandre de temps à autre de l'eau additionnée d'un dixième de phénol ; éloigner des habitations les fumiers, immondices, etc., d'où se dégagent des émanations délétères et malfaisantes ; il faut de plus observer avec soin la médication suivante :

Ne manquer jamais de se lotionner à l'eau salée chaque matin ; prendre pendant dix jours, le matin, dans la première cuillerée de soupe, 2 ou 3 gr. de rhubarbe ; être très-sobre ; tenir constamment sur soi un peu do camphro dont lo dégagement ost très-sain et embaumo l'air qui nous entouro.

Commo toujours, par suito do la négligonco do cos proscriptions, la mala*lio so déclaro, il faut, aux pre- miors symptômes so hâtor do fairo appoler un médecin. (Voir pour lo choléra, la recotto indiquéo à co chapitro).

Estomac (DÉRANGEMENT D').

Los maux d'ostomac sont souvont los symptômos d'un appauvrissement du sang ot do tous los organès. Tantôt on éprouvo des faiblessos, dos tiraillomonts, dos délabroments, tantôt dos maux ou lourdours do tôto qui rondont incapable do tout travail. Lorsqu'un régimo étudié, uno vio régulièro, uno nourrituro fortifiante no suffisont pas, il faut so soumottro à la médication suivante :

So lotionnor à froid tous les matins; prondro pon- dant huit jours doux gram. do rhubarbo dans la pro- mièro cuilleréo à soupo du déjounor; prondro après chaquo ropas un potit verro do vin do quinquina. Après cola, continuor la rhubarbo pondant doux mois, mais à la doso do 60 contigr. dans la promièro cuillerée à bouche du principal repas ; observer une nourriture fortifiante ; manger du mouton ou du bœuf rôti ou grillé ; boire du meilleur vin à doses modérées et du meilleur café ; faire des promenades assez longues et se livrer à des travaux manuels une heure après le repas. Lorsque, dans l'intervalle des repas, on éprouve des défaillances, il faut boire un peu de café froid et sans sucre.

Voici encore d'autres prescriptions que nous recommandons à l'attention des malades et qui seront un bon soulagement pour ces sortes d'affections souvent peu dangereuses, mais qui jettent le malade dans des mélancolies aussi tristes qu'elles sont ridicules et qu'on aurait honte d'avouer plus tard lorsque la maladie a complétement disparu.

1º Faire infuser à froid, le soir, gros comme une noisette, un morceau de bois de rhubarbe dans un verre d'eau ; laisser la rhubarbe dans l'eau toute la nuit et boire le matin en se levant ;

2º Faire infuser le soir du bois de quassia amara dans un verre d'eau et boire comme ci-dessus ;

3º Prendre le matin un grand verre de tisane de fleurs de camomille ; la tisane doit être froide ;

4º Prendre également à jeun et froid un verre de tisane de petite centaurée ;

5º Boire aussi à jeun un verre de café froid sans sucre ;

6º Boire un verre de vin de Bordeaux dans lequel on aura délayé deux œufs frais ;

7º Boire le matin à jeun, un petit verre de vin de

7.

gentiane qui se prépare de la manière suivante : On prend 30 gram. de racines sèches qu'on fait infuser 24 heures dans un litre de vin blanc, avec 15 gram. d'écorces d'oranges amères. On boit un petit verre de ce vin à jeun, ou si on le préfère immédiatement avant le principal repas.

Fièvres.

La maladie connue sous le nom de fièvres et dont la direction doit toujours être confiée à un médecin, est caractérisée par des accès périodiques qui reviennent à des heures fixes et qui se composent de trois pério-des : froid, chaleur, sueur.

Quand les accès se reproduisent tous les jours, la fièvre est appelée fièvre quotidienne ; tous les deux jours fièvre tierce, tous les trois jours fièvre quarte.

Cette maladie est causée par suite d'engorgements du foie, de la rate, des intestins ; la figure est jaunâ-tre, sèche ; les yeux sont entourés d'un cercle bleu et le malade traîne des jours languissants.

Le moyen de prévenir cette maladie est le suivant : ne pas s'exposer à l'air frais et marécageux qui se fait, sentir avant et après le coucher du soleil ; si l'on ne peut s'en dispenser , il ne faut pas sortir l'estomac vide ; on doit manger quelques bouchées de pain et boire un quart de verre de bon vin ; ne pas manger de fruits crus , se tenir habillé chaudement et porter toujours des bas et des tricots de laine.

Lorsque, malgré ces précautions , on n'a pu éviter la maladie , il faut , dès qu'on en est atteint , pour préparer les voies et assurer l'efficacité du remède , prendre pendant trois jours , le matin , à jeun et trois heures avant l'accès , 3 gr. de rhubarbe dans du bouillon d'herbes et une demi-heure après manger vingt-cinq prunes communes qu'on aura eu soin de faire cuire.

Lorsque les voies sont ainsi préparées , on s'administre le fébrifuge Gaffard qui , non-seulement coupe les accès sans fatiguer l'estomac , mais encore prévient le retour des fièvres par la force qu'il redonne aux organes du malade , parce que son traitement est préparé sur des bases toniques et dont un long succès a assuré des résultats incontestables.

Si l'on n'avait pas sous la main ce médicament si précieux , il faudrait se hâter de se le procurer , et en attendant , il faudrait tous les jours boire des tisanes amères , telles que petite centaurée , chicorée sauvage , sauge , quassia amara , rhubarbe , quinquina , etc.

Il va sans dire qu'aucune de ces précautions n'empêche pas de consulter son médecin , ce qui est toujours de la plus grande prudence.

Foie (MALADIE DU).

Cette maladie est caractérisée par la couleur jaune de la face et des yeux, par des douleurs au côté droit, un peu au-dessus du ventre, par un sentiment de chaleur, de pesanteur accompagné d'un trouble dans la sécrétion de la bile. Le malade perd l'appétit et une tristesse sombre et languissante s'empare de lui.

Dans ce cas, l'utilité des purgatifs est authentiquement reconnue et il est indispensable de se purger pendant plusieurs semaines, afin de dissiper des engorgements plus ou moins développés. Ce qui, très souvent, rend ces maladies incurables, c'est parce qu'on néglige de se purger et qu'on a permis aux dépôts bilieux de s'étendre et de se durcir.

Prise au début, la maladie avorte avec assez de succès, surtout lorsqu'elle n'est qu'une simple inflammation, ce qui se reconnaît aux symptômes déjà indiqués et surtout à une douleur à l'épaule droite. Voici, pour l'inflammation, un remède souverain : magnésie calcinée 9 gr., bi-carbonate de soude 6 gr. m. s. a. et en faire trois paquets. Le matin, trois heures avant le déjeuner, un paquet sera pris délayé dans un verre d'eau sucrée. Ces trois paquets seront pris de la même manière, un tous les jours et par

conséquent pendant trois jours; on les suspendra
pendant deux jours pour les continuer; ainsi pendant
un mois. Dans la soirée, et sans discontinuer, on
prendra tous les jours un bol de suc d'herbes composé
de feuilles de saponaire, de chicorée sauvage, de pissenlits et de cresson ; bien battre ces plantes ensemble
dans un mortier *ad hoc*, ajouter à cette pâte un
demi-verre d'eau; exprimer fortement le tout ensemble, et dans cette colature mettre un petit paquet
de bicarbonate de soude 1 gr. Continuer ainsi
sans interruption l'usage de ce suc d'herbes pendant
un mois. Faire usage de végétaux pour nourriture
quotidienne.

Autres médications : 1° Lorsque la maladie est
ancienne et qu'après un traitement bien suivi elle
tend à reparaître, ce qui arrive surtout au retour du
printemps, il faut, après quelque temps de cette médication, se soumettre à celle-ci : Eau de Cransac deux
tiers de bouteille, coupée avec un tiers tisane de carottes,
une tranche de citron et une pincée de douce-amère.
Mettre dans le premier verre 3 gr. de magnésie. Ne
boire le second verre que lorsque le premier a bien
passé et qu'il ne pèse pas sur l'estomac, on prendra la
même quantité pendant douze jours.

2° Comme il faut avoir soin de veiller à ne pas
laisser engorger le foie et à éviter la formation de
calculs biliaires, il faut, si l'on ne veut pas suivre un
traitement réglé, prendre de temps en temps les
médicaments suivants :

Avaler pendant deux ou trois jours de suite, le matin, à jeun, un verre d'eau sucrée dans lequel on aura délayé 3 gr. magnésie calcinée ; se reposer plusieurs jours et recommencer ainsi chaque fois qu'on éprouve des douleurs au côté droit, qu'on ressent des ballonnements de ventre et qu'on perd l'appétit.

La tisane suivante facilite aussi l'écoulement de la bile : il faut en prendre dans l'intervalle des jours où l'on ne prend pas de purgatifs ; déjeuner le matin d'un bol de tisane de chicorée sauvage ; boire dans la journée un litre de tisane de carottes ou de racines de patience et mettre 1 gr. de sel de nitre par litre. Cette tisane diminue la surabondance de la bile et donne de l'appétit en agissant sur les fonctions de l'appareil biliaire. Prendre tous les soirs, en se couchant, un bol de café de pois-chiches qu'on aura fait torréfier à l'avance et puis moudre comme le café.

Prendre très-souvent, également, de la tisane de potentille ou quintefeuille et appelée vulgairement fraisier sauvage.

Il faut également, dans ces affections qui ont une action si directe sur l'estomac, prendre pendant douze jours de suite de l'un de ces traitements, 1 gr. de rhubarbe dans la première cuillerée à soupe du principal repas.

Il faut aussi boire tous les ans, au commencement du printemps, pour finir au milieu de l'été, une caisse de cinquante bouteilles d'eau de Vichy de la source de la grande Grille. Cette eau se prend de la manière

suivante : un verre le matin, à jeun, et un verre le
soir, à quatre heures.

Pour cette maladie, il faut observer un régime
sévère; ne jamais s'en écarter; éviter les excès pour
le boire et pour le manger; mener une vie réglée;
éviter les disputes, les querelles, les impatiences,
toutes choses qui ne pourraient que l'aggraver; faire
de longues courses à pied, se livrer à des travaux
manuels une heure après le repas et recommencer
l'une des médications précédentes aux moindres
symptômes de réapparition.

Fluxions.

Les fluxions sont en général le gonflement inflam-
matoire des joues et des paupières, provenant d'un
mal de dents, de l'extraction de quelque dent ou bien
de quelque coup d'air. Pour les guérir, il faut provoquer la sueur par le moyen suivant : se mettre dans
un lit très-chaud et boire deux bols de tisane de fleur
de sureau à un quart-d'heure de distance l'un de
l'autre et sucré avec du miel; bien envelopper la tête
dans un mouchoir de laine et rester dans la sueur
sans changer de linge jusqu'à ce qu'on se sente fatigué; alors on change et, après s'être un peu reposé,

on mange un peu de bonne soupe et l'on boit un peu de bon vin mêlé avec le bouillon.

Lorsque la fluxion ne provient ni de l'une ni de l'autre cause indiquées plus haut et qu'elle revient à plusieurs époques de l'année, elle est due alors à une altération des qualités du sang qui est trop irrité par la surabondance des humeurs. Dans ce cas, il faut faire usage des dépuratifs suivants : faire pendant douze jours de la tisane de saponaire et de douce-amère ; en boire deux bols le matin, deux heures avant le déjeuner ; faire aussi de la tisane de carottes et de chiendent ; on boire un litre dans la journée après avoir eu la précaution d'y faire fondre 1 gr. de sel de nitre ; au bout de ce temps, prendre pendant trois jours un purgatif de sulfate de magnésie, 25 gr. chaque jour, délayé dans un bol de bouillon d'herbes dégraissé. — Recommencer ce traitement au printemps suivant et à l'automne ; on diminue ainsi la surabondance des humeurs et l'on rend au sang cette pureté essentielle à une bonne santé.

Fluxion de Poitrine.

En général, cette maladie s'annonce par des frissons, des maux de tête, des vomissements sanguino-

lents, un malaise général, la fièvre et une douleur
de côté. Dans ce cas, il faut se hâter d'envoyer chercher le médecin. En attendant son arrivée, le malade
doit rester couché chaudement et boire de temps en
temps des infusions chaudes de guimauve, de violettes, de bourrache. Faire un cataplasme avec du
suif de bœuf mélangé de beaucoup de sel qu'on étend
sur un linge, de l'épaisseur de deux millimètres et
qu'on applique à chaud sur la poitrine. Après cela, et
afin de favoriser le vomissement, on prend le remède
indiqué par M. M., curé : trois-quarts de verre d'huile
d'olive de première qualité, que l'on fait chauffer
légèrement au bain-marie, après y avoir mêlé et
battu un quart de verre d'eau ; faire boire chaque dix
minutes et conserver toujours le même degré de chaleur. Ce remède simple a souvent fait avorter des
fluxions de poitrine qui s'annonçaient avec des symptômes alarmants.

Il est bon de faire observer qu'on doit avoir soin de
préparer deux cataplasmes au lieu d'un, afin de remplacer le premier quand il sera refroidi par le second
qu'on aura eu la précaution de tenir chaud. Dès qu'on
enlève le cataplasme, il faut avoir soin de frictionner
la poitrine avec de l'huile camphrée, et après la fric-
tion, placer immédiatement le cataplasme chaud ; si
le malade éprouvait trop de gêne dans la respiration,
on devrait frictionner le dos avec de l'eau-de-vie
camphrée.

Après deux ou trois heures de ces précautions ou
de ces frictions, on doit laisser en place le dernier

cataplasme le plus longtemps possible, ne le sortir que lorsque tout danger a disparu et le remplacer par un plastron de flanelle, qu'on doit avoir soin de garder deux mois au moins.

Furoncle.

Le furoncle est une inflammation qui se produit sur quelques - uns des prolongements du tissu cellulaire. Ils proviennent soit de la malpropreté, soit de l'impureté du sang, soit de quelque maladie de l'estomac.

Quoique l'indisposition à avoir des furoncles ne soit pas inquiétante, il faut en prévenir le retour, afin de se préserver des souffrances et de la gêne qu'ils occasionnent. Ainsi, dès leur apparition, il faut, pour remettre le sang dans son état naturel, prendre pendant dix jours les pilules panchymagogues du docteur Gaffard, d'Aurillac; ces pilules sont renfermées dans une boîte accompagnée d'une instruction qui explique la manière de faire usage de ce puissant dépuratif.

En même temps qu'on agira intérieurement, il faudra favoriser l'écoulement du pus, faire percer l'abcès par l'un des moyens suivants; ils ont toujours eu un succès incontestable.

1° Appliquer des feuilles d'arum ou gouet ;

2° Bien battre un jaune d'œuf un peu cuit avec de l'huile d'amandes douces ; en faire des applications que l'on change trois fois par jour ;

3° Mettre sur l'abcès du miel mêlé avec un peu de beurre ou de graisse fraîche ;

4° Si le clou était à la face et qu'on ne pût y maintenir une des indications ci-dessus, il faudrait y coller du sparadrap qui a aussi la propriété d'attirer les humeurs au dehors.

Lorsque l'abcès a percé, favoriser l'écoulement du pus par l'application de cataplasmes de farine de lin très-fraîche et moulue au moment de s'en servir, à l'aide d'un moulin à café ou à poivre.

Gale.

La gale doit sa présence à un tout petit insecte qui se creuse des sillons sous l'épiderme et qui provoque des démangeaisons insupportables. Comme cette affection est très-contagieuse, il importe de la faire disparaître au plus tôt.

Messieurs les pharmaciens vendent une pommade à base de soufre qui la fait disparaître après quelques jours de traitement, surtout si l'on a le soin de se frictionner rudement avec un linge un peu dur afin de déloger les acares de leurs cavités.

Quand on veut se dispenser d'aller chez le pharmacien, on peut user de l'un des moyens suivants :

1° Faire une pommade avec soufre, huile, gingembre, ce dernier en plus grande quantité ; bien se frotter le corps et surtout les jointures jusqu'à guérison.

2° Prendre fleur de soufre et sel de nitro par égale quantité ; mêler avec même quantité de cendres de sarments et quatre fois son poids de beurre ou d'huile d'olive ; en faire une pommade et s'en frictionner comme ci-dessus.

3° Se frotter avec du jus de cresson , dans lequel on aura fait dissoudre pour dix centimes de fleur de soufre et de sel marin.

Comme les insectes ont pu introduire dans le sang un vice psorique, il faut avoir recours au purgatif suivant :

Prendre pendant dix jours magnésie calcinée 4 gr., bicarbonate de soude 3 gr.; mêler et boire chaque matin dans un verre d'eau sucrée; boire tous les soirs en se couchant, un verre de tisane de saponaire dans lequel on aura fait dissoudre 30 centigrammes de sel de nitre.

Gastrite.

On désigne sous le nom de gastrite une maladie paraissant siéger dans l'estomac et qui est caractérisée par les symptômes suivants : maux de tête fréquents, sensibilité excessive au creux de l'estomac, sécheresse à la bouche, gonflement après le repas, lassitude générale, envie de vomir et même vomissements ; souvent la langue est chargée d'une couche blanchâtre.

Comme presque toujours cette maladie est entretenue par des humeurs qu'un sang vicié dépose dans l'estomac, pour ensuite se disperser dans toutes les parties du corps, il est bon de nettoyer l'estomac par de légers purgatifs et assez fréquemment répétés.

Voici le traitement qui réussit le mieux :

Prendre pendant six jours deux bols de tisane de racine d'oseille tous les matins ; dans le premier bol délayer 3 gr. de rhubarbe et dans le second une cuillerée à bouche d'huile d'olive ; manger de la soupe d'herbes dans laquelle on aura mis du veau ou du poulet et boire du bon vin avec le bouillon de la soupe ; faire usage de viandes grillées ou rôties et observer la plus grande sobriété.

On cesse les purgatifs jusqu'à ce que l'on éprouve

le besoin d'y revenir et on se soumet pendant huit jours de plus au régime suivant :

Boire tous les matins, une heure avant déjeuner, un ou deux verres de tisane faite de carottes, d'une pincée de rhubarbe non pulvérisée et d'une pincée de bois de quinquina ; ensuite, au déjeuner, ou mieux encore au principal repas, mêler 50 centigrammes de rhubarbe dans la première cuillerée de soupe ; boire dans la journée, à une assez grande distance des repas, deux ou trois verres de tisane de son que l'on fait de la manière suivante : On lave bien le son, on l'enveloppe ensuite soigneusement dans un chiffon de toile bien propre et l'on fait bouillir dans l'eau jusqu'à réduction d'un quart.

Ce traitement suffit pour enlever une gastrite qui commence. Si l'on avait eu le tort de la laisser un peu trop enraciner, il faudrait recommencer le traitement à chaque nouveau symptôme de réapparition.

Glandes.

On remarque souvent au cou des enfants, et quelquefois des personnes un peu âgées, des glandes douloureuses qui disparaissent presque toujours sans aucun traitement.

Mais lorsqu'elles persistent trop longtemps, on doit supposer qu'elles dépendent d'en vice scrofuleux qu'il est important de faire disparaître. Dans ce cas, le traitement est long et ce n'est qu'avec une constance opiniâtre que l'on parvient à réformer la constitution du malade. Pour cela, les dépuratifs tiennent le premier rang. Ainsi, afin de préparer l'estomac à recevoir utilement les médicaments nécessaires, il faut se purger d'abord pendant cinq jours avec 20 gr. de sulfate de magnésie, délayé dans un bol de bouillon d'herbes bien dégraissé, et prendre tous les soirs un verre de tisane de houblon. Au bout de ce temps, prendre pendant huit jours, le matin, un verre de tisane de racine de patience et de branches de douce-amère mêlées; au bout de ce temps, se purger deux fois comme ci-dessus.

Si ce traitement ne suffit pas, il faut prendre tous les jours, au moment du repas, une cuillerée d'huile de foie de morue et en faire usage longtemps, de manière à en prendre au moins deux litres.

Enfin, si l'on ne pouvait supporter l'huile de foie de morue, on se ferait préparer chez le pharmacien un litre d'iodure de potassium, dont on prendrait une cuillerée le matin en se levant et une autre le soir en se couchant; il serait bon d'observer entre les repas la plus grande distance possible.

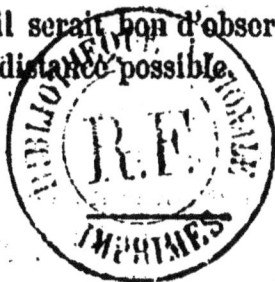

Goutte.

Pour combattre et terrasser cette maladie, il suffit de s'enfermer les jambes dans des bas de laine saupoudrés de fleur de soufre. Le soufre a une action énergique et fait cesser les crampes.

Ce moyen a toujours produit les meilleurs effets.

Gravelle.

La gravelle est une maladie dans laquelle on rend par les urines des graviers en plus ou moins grande quantité. Les calculs prennent quelquefois un volume considérable et occasionnent de grandes douleurs en empêchant d'uriner. L'hygiène est toute-puissante pour prévenir ces horribles souffrances. Dès qu'on en ressent les symptômes, il faut, sans retard, se soumettre au traitement et au régime ci-après :

Prendre pendant dix jours, tous les matins, un bol de bouillon d'herbes dégraissé, dans lequel on aura fait dissoudre 2 gr. de rhubarbe; dans la journée, boire un litre de tisane de chiendent et de racine d'asperges, dans laquelle on aura fait dissoudre 2 gr. de bicarbonate de soude. Faire de grandes promenades, se livrer à des travaux manuels ; manger des soupes d'herbes dans lesquelles on évitera d'y mettre de l'oseille ; se soumettre à une alimentation purement végétale ; boire du vin blanc mélangé d'eau aux trois-quarts et éviter les boissons alcooliques.

Si le soulagement n'est pas complet, il faut alors avoir recours aux eaux de Vichy; dans ce cas, la source des Célestins est spécialement recommandée, et on doit l'employer de la manière suivante :

On en prend un verre le matin à jeun, et un verre trois heures après le principal repas. Il va sans dire que le régime ci-dessus indiqué doit être observé et qu'on devra prendre les mêmes tisanes en se dispensant d'y mêler du bicarbonate, sel que les eaux de Vichy renferment en suffisante quantité.

Humeurs froides.

Cette maladie est caractérisée par un engorgement

glandulaire autour du cou, puis sous les aisselles et enfin par tout le corps.

En général, les personnes qui ont un tempérament scrofuleux ont la tête grosse, le teint blanc, les yeux bleus, les cheveux blonds et les chairs molles ; tantôt elles sont constipées et tantôt elles ont la diarrhée. Les causes de cette maladie sont : la malpropreté, une mauvaise nourriture, le séjour dans des endroits malsains, le défaut d'exercice.

Dans cette maladie, la constitution ayant besoin d'être transformée, il faut user de la médication suivante :

1° Se laver tous les matins à l'eau de savon froide et observer toujours une constante propreté.

2° Prendre pendant douze jours de suite, tous les matins, bicarbonate de soude 2 gr., magnésie calcinée 3 gr. délayés dans un verre d'eau sucrée ; ne manger que deux heures après.

3° Boire tous les soirs en se couchant un verre de jus d'herbes (cresson, pissenlits, chicorée, oseille, saponaire) et dans lequel on aura fait dissoudre 1 gr. de bicarbonate de soude. Au bout de ce temps cesser les purgatifs et prendre, le matin au lever et le soir en se couchant, un petit verre d'iodure de potassium, et immédiatement après le principal repas, un bon petit verre de vin de quinquina ferrugineux.

Pendant tout le temps de ces traitements, la nourriture doit être fortifiante et se composer de viande de bœuf ou de mouton roties et peu cuites, de vin généreux, de bon café et de bouillons ou potages gras. Le malade devra se livrer à des exercices corporels et, si cela ne lui est pas possible, il devra faire de longues courses à pied, afin de provoquer la transpiration qui entraîne par les pores de la peau une partie des mauvaises humeurs.

Hydropisie.

L'hydropisie est un épanchement d'eau dans les grandes cavités du corps ou dans le tissu cellulaire et qui prend différents noms, suivant la cause qui la produit. Les médecins savent très-bien reconnaître ces diverses causes et c'est à eux qu'il faut avoir recours dans les cas extrêmes. Néanmoins, comme il est des circonstances où il n'est pas toujours possible d'avoir recours à l'homme de l'art, il faut apprendre à connaître, à combattre ou à prévenir cette maladie qui pourrait, si on la négligeait, prendre des caractères très-compromettants.

L'hydropisie du cerveau et du ventre n'est pas difficile à guérir; mais lorsqu'elle provient d'un état anormal du cœur, du foie ou des poumons, la guérison est plus longue et plus difficile, par la raison que l'organe lésé ne peut reprendre ses fonctions que lorsqu'il est débarrassé des humeurs qui lui sont un obstacle.

La méthode purgative est le seul moyen d'obtenir de bons résultats et voici ce que nous conseillons.

1° Prendre pendant quinze jours 45 gr. chaque fois huile de ricin de la manière suivante :

Avaler tous les jours, pendant trois jours de suite la quantité d'huile de ricin indiquée ci-dessus, avec du café noir non sucré et le jus d'un citron ;

2° faire de la tisane avec prunes communes, racines de chicorée, douce amère et la moitié d'un citron en quantité suffisante pour quatre verres; prendre le premier verre demi-heure après avoir avalé le purgatif et avaler ensuite les trois autres verres chaque fois que l'on reviendra de selle ;

3° Ne déjeuner que trois heures après, en observant les prescriptions suivantes : avant de manger prendre une tasse de café chaud et sucré ; manger de la soupe d'herbes faite d'une volaille jeune ; dans la première cuillerée à soupe, mettre 1 gr. de rhubarbe ; boire de bon vin mélangé d'eau dans laquelle on aura fait dissoudre du bicarbonate de soude (5 gr. pour un litre), achever le litre d'eau dans la journée ou avec le repas du soir. Boire, en se couchant, un bol de tisane de bourrache ou bien de baies vertes de genièvre. Se reposer un jour, recommencer pendant trois jours de suite et ainsi de même jusqu'à la fin du traitement.

Si c'est pendant les grandes chaleurs, on doit remplacer ce traitement par celui-ci :

Eau de Cransac coupée avec un quart tisane carotte, une tranche de citron, une bonne pincée de bois de

douce amère pour un litre ; c'est-à-dire trois-quarts
eau de Cransac et un quart tisane. Mettre dans le
premier verre 10 gr. sulfate de magnésie. En prendre
la même quantité pendant quinze jours. Observer les
prescriptions ci-dessus pour l'alimentation.

Si le malade ne pouvait supporter ni l'un ni l'autre
de ces traitements, il devrait prendre tous les trois
jours, pendant quinze jours, en se reposant deux
jours, le soir, dans la première cuillerée de soupe,
50 centigr. d'aloès et le lendemain, en se levant,
3 gr. magnésie calcinée dans un verre d'eau sucrée
afin de favoriser l'effet purgatif de l'aloès.

Observer pour la nourriture et la boisson les prescriptions ci-dessus.

Indigestion.

L'indigestion provient de l'absorption d'une trop
grande quantité d'aliments, de certaines substances
aigres, d'une nature excitante, de boissons trop
abondantes ou du mauvais état de l'estomac.

Pour le premier cas, il faut combattre l'indigestion
par le vomissement; pour cela il faut s'empresser de
le provoquer en mettant le doigt au gosier ; non seulement on y réussit, mais encore on aide les fonctions
de l'estomac par les efforts qu'on lui occasionne.

Immédiatement après, il faut boire de l'eau sucrée dans laquelle on aurait fait dissoudre 2 gr. de bicarbonate de soude ; une demi-heure après, boire le second verre. Cela sera suffisant pour dissiper cette légère indisposition.

S'il arrivait cependant que les indigestions fussent trop fréquentes , cela prouverait que les organes digestifs ne seraient pas dans leur état normal. Dans ce cas, il faut avoir le soin de s'observer et de prendre pendant huit jours, tous les matins, 1 gr. et demi de rhubarbe dans la première cuillerée de soupe ; si les évacuations étaient difficiles , on pourrait , deux heures après le principal repas, prendre 2 gr. de magnésie calcinée dans un verre d'eau.

Au bout de huit jours, cesser le traitement, et prendre pendant dix jours encore, immédiatement avant le principal repas, 1 gr. de magnésie calcinée.

Ivresse.

L'ivresse est une dégradation morale qui ravale l'homme au-dessous de la bête ; celui qui boit avec excès et qui se met dans cet état, s'expose au mépris public ; il perd l'estime et la confiance des honnêtes gens. Honte à celui qui s'avilit de la sorte ; la société le repousse et la maladie lui tend les bras.

Il peut arriver néanmoins que , par extraordinaire , quand on se trouve à quelque repas copieux , ou par suite d'une mauvaise disposition de l'estomac , ou quelques verres de bière bus pendant la digestion , l'homme sobre peut être surpris par la boisson et tomber dans cet état malheureux.

Pour y remédier , il faut vomir immédiatement en mettant les doigts au gosier et prendre ensuite un bol de thé ou de camomille. Si cela ne suffit pas , il faut boire un verre d'eau sucrée dans laquelle on verse quelques gouttes d'ammoniaque liquide , ou mieux encore une cuillerée à café d'eau sédative très forte.

On peut boire encore une tasse de café noir dans lequel on aura fait fondre une cuillerée à bouche de sel gemme.

Jaunisse.

La jaunisse est une maladie qui se reconnaît aux symptômes suivants ; le blanc des yeux, la figure et la peau sont de couleur jaune ; urine de même couleur, douleurs dans le côté droit provenant de causes nombreuses qui obstruent le passage de la bile dans les canaux du foie, ou provenant encore simplement d'une inflammation de cet organe, ce qui se reconnaît en général à une douleur dans l'épaule droite et dans le côté au-dessous de l'épaule.

Si la jaunisse est accompagnée de fièvre, ce qui est rare, il faut avoir recours aux lumières du médecin ; dans le cas contraire, le traitement purgatif devient indispensable et voici ce que nous conseillons :

Boire pendant deux jours du bouillon d'herbes dégraissé, deux bols chaque matin ; dans le premier bol, faire délayer 3 gr. de rhubarbe ; dans le deuxième bol qu'on ne doit boire que demi-heure après, mettre une bonne cuillerée d'huile d'olive.

Après deux jours de ce traitement, qui aura mis la bile et les humeurs en mouvement, prendre pendant deux jours le purgatif suivant qui a une action très énergique sur l'appareil biliaire :

Follicules de séné, 8 gr.

Faire infuser dans eau, 500 gr.

Ajouter sulfate de soude, 10 gr.

Citron, (le jus) 1/2.

A prendre un verre chaque matin, à jeun et en deux fois, à une heure de distance.

Se reposer pendant quatre jours ; prendre ensuite douze bouteilles eau de Cransac de la manière suivante : dans le premier verre mettre 5 gr. sulfate de magnésie ; boire le restant de la bouteille, un verre chaque fois, à un quart-d'heure de distance. Une heure après le dernier verre, boire un bol de bouillon gras. Deux heures après, environ, boire un bol de café et déjeuner ensuite immédiatement.

Avoir soin, pendant tout le temps du traitement, de boire, dans la journée, du café de son : voici comment on le prépare : On fait bien griller le son ;

lorsqu'il est bien rôti, on en fait du café comme du café ordinaire, c'est-à-dire en faisant infuser la poudre dans l'eau bouillante. Boire le soir, en se couchant, une tasse de café de pois chiches ou pois nains.

Après ce temps la jaunisse disparaît et si je conseille l'eau de Cransac, c'est qu'elle agit sur les intestins et sur l'appareil digestif et redonne à l'estomac les forces qu'il aurait pu perdre un moment par les purgatifs précédents.

Meurtrissures.

Les meurtrissures sont des lésions produites dans les tissus vivants, par suite de chutes, de chocs, de coups contre un objet qui résiste.

Lorsque les meurtrissures proviennent de coups ou chocs faibles, elles sont sans gravité et on en est quitte en maintenant pendant quelques heures sur le point contusionné des compresses d'eau fraîche.

Mais si la meurtrissure est profonde et que les compresses n'empêchent pas la partie de gonfler rapidement, il faut y maintenir alors des compresses souvent répétées d'eau fortement salée et d'eau sédative; tantôt l'une, tantôt l'autre, afin d'éviter un abcès chaud. Quatre heures après on ajoute sur la partie blessée le cataplasme suivant :

Prendre une grosse poignée de persil, le bien écraser et le faire cuire ensuite dans du vin très-vieux ; en faire deux cataplasmes qu'on remplace chaque deux heures et ainsi de suite. Il arrive quelquefois que le cataplasme ne peut plus servir tellement il a été séché par l'inflammation ; dans ce cas, il faut le faire chauffer dans le même vin vieux où il a cuit la première fois et, de cette manière, on le renouvelle pour s'en servir avec autant d'avantages que la première fois.

Migraine.

La migraine est une douleur de tête, au front principalement, bien souvent d'un seul côté ; elle est accompagnée d'un dérangement dans les fonctions de l'estomac, qui met celui qui souffre dans l'impossibilité de prendre aucun aliment. Ses causes sont : une grande fatigue, le bruit, les veilles trop prolongées, la faim ressentie trop longtemps, la constipation, etc. Dès que l'accès commence, il faut s'enfermer seul dans une chambre et avoir le soin de la rendre obscure en fermant les fenêtres ; il faut se coucher si l'on peut ou bien se placer sur une chaise ou un fauteuil près d'un lit en ayant soin de garder une position horizontale. Boire une infusion soit de feuilles d'oranger, soit de mélisse, ou de menthe ou encore un bon verre de café noir et sans sucre. Si quelques personnes n'avaient pas ces plantes à leur portée, ce qui serait une négligence blâmable, voici deux moyens qui ont toujours réussi :

1° Prenez le blanc d'un œuf ; mêlez-y une pincée de poivre, puis, ayant battu la partie glaireuse, étendez cela sur une bande de linge que vous appliquerez sur le front ;

2° Faire un cataplasme avec une poignée de mauves sauvages et deux blancs d'œufs qu'on met sur les tempes.

On évite le retour des accès par une vie réglée avec sévérité et en se soumettant à notre régime hygiénique.

Nerfs (MALADIE DES)

Ici je ne parle pas d'une maladie locale comme une sciatique, une névralgie, pour lesquelles un traitement spécial doit être affecté, mais de tous les dérangements ayant leur siége dans le système nerveux, lesquels ne sont jamais accompagnés de fièvre. Cette affection, je n'ose pas dire cette maladie, a des caractères extrêmement variés ; tantôt on souffre de la tête et le plus souvent, tantôt d'un bras, d'une jambe ; on éprouve à la poitrine des douleurs lancinantes; on a des tremblements sur tout le corps; l'estomac se dérange, on perd l'appétit et l'on tombe dans un état de langueur et d'inquiétude qui pervertissent tous les sens. Ce qu'il y a d'extraordinaire et d'inquiétant, c'est que la figure du malade est bonne et qu'il est alors traité de malade imaginaire par ceux qui l'entourent, car ils ne comprennent pas que l'on puisse souffrir alors que la figure est bonne. Il n'en est pas ainsi cependant, et si le sang était riche, si les fonctions vitales se faisaient d'une manière normale, on ne serait pas atteint de cette affection malheureuse qui jette la perturbation dans l'idée du malade et qui désole sa famille.

Cette maladie provient presque toujours d'un dérangement de l'estomac. Ce dérangement a pour conséquence que la digestion des aliments ne se fait plus d'une façon normale et qu'elle est insuffisante. Il s'en suit que le sang ne reçoit plus les éléments dont il a besoin et qui sont nécessaire à son renouvellement régulier. A cause de la faiblesse générale de l'organisme, le travail des nerfs reste sans contre-poids et prend le dessus. Tous les désordres que l'on ressent dans le jeu des organes intérieurs provient de cela.

Cette maladie a presque toujours pour cause première un changement subit survenu dans le genre de vie qu'on a eu pendant qu'on était en bonne santé, ou un repos survenu après plusieurs années d'un travail soutenu. Car, remarquez-le, l'homme qui

marche, parle et s'occupe beaucoup, trouve dans
cette activité du corps et de l'esprit l'impulsion nécessaire à sa santé. Quand cet homme cesse tout à coup
ses occupations habituelles et se retire des affaires,
alors cette impulsion lui fait défaut; ses organes
deviennent paresseux, indolents, maladifs. C'est
d'abord l'estomac qui se dérange le premier sous l'influence de ce relâchement général.

Voici le traitement à suivre pour dissiper entièrement cette affection langoureuse :

1° Afin de préparer les organes à recevoir avec fruit
les soins auxquels on va les soumettre, il faut,
d'abord, débarrasser l'estomac et purifier le sang par
les purgatifs indiqués à l'article estomac, savoir:
avec l'eau de Cransac, si ce n'est pas en hiver, et
avec la rhubarbe et la magnésie si c'est pendant cette
saison ;

2° Mouiller un drap de lit dans l'eau bien froide et
s'en envelopper tout le corps le matin en se levant;
si on le préférait, on pourrait se lotionner avec de
l'eau froide et salée. — Après cela, on s'essuie fortement et l'on va faire une promenade assez longue
pour seconder l'effet de la réaction ;

3° Se donner beaucoup de mouvement, fuir la solitude et faire de longues promenades au grand air ;

4° Manger des viandes grillées ou rôties, de bœuf
ou de mouton ; prendre avant le repas un petit verre
de vin de quinquina ferrugineux et, après le repas,
boire un ou deux petits verres de vin de Bordeaux ;

5° Boire, le soir, deux heures après le repas et quelques instants avant le coucher, un ou deux verres de bière brune de Cahors ;

6° Calmer les douleurs nerveuses de l'estomac avec quelques prises de belladone ou de bismuth ;

7° Se livrer souvent, avant ou après les repas, à des travaux manuels assez pénibles.

Observer ces prescriptions pendant quelques mois ; le succès est certain.

Les gens riches doivent aller aux bains de mer ou suivre, dans une ville, un traitement hydrothérapique. La distraction et le traitement aideront au prompt rétablissement de la santé.

Palpitations.

Voir Cœur.

Panaris.

Le panaris est l'inflammation des doigts ; il est peu grave quand il est superficiel ; mais quand il a son siége dans la gaîne des tendons, il est très-doulouroux et peut amener la perte d'une ou de plusieurs phalanges.

Quelquefois on l'arrête à sa naissance en faisant plonger une dixaine de fois le doigt dans de l'eau bouillante et, le soir en se couchant, en enfonçant le doigt dans un œuf cru qu'on laisse toute la nuit, après avoir pris toutes les précautions nécessaires pour l'y assujettir.

Si cela ne réussit pas, on applique des cataplasmes de graine de lin pour calmer les trop vives douleurs et on les renouvelle de temps à autre.

Pour hâter la suppuration, on panse le panaris avec la pommade suivante : suie une cuillerée, miel une cuillerée, sucre pulvérisé une cuillerée ; on mêle bien le tout et l'on applique sur le mal. Il est rare que l'abcès ne s'ouvre pas au bout de quelques jours. Enfin si la suppuration n'arrivait pas, il faudrait le faire percer par un médecin et le panser ensuite avec la pommade ci-dessus.

Paralysie.

Les paralysies ont plusieurs causes et se présentent sous des formes diverses, suivant les sujets qu'elles attaquent. Les uns sont sanguins, les autres nerveux; tantôt elles sont la conséquence de certains excès, etc.

Il faut immédiatement consulter son médecin et non un médecin qui ne connaît pas votre tempérament; celui-ci pourrait ordonner un remède tout à l'opposé de celui qu'il faudrait pour vous et obtenir un résultat funeste, malgré son désir de bien faire.

Pour les prévenir ou en éloigner le retour, il faut avoir recours aux moyens purgatifs, aux lotions froides et salées, aux bains de mer, aux traitements hydrothérapiques ou à l'électricité.

Les purgatifs doivent être fréquents; ils ne doivent pas pour cela affaiblir le malade, mais on doit tenir constamment le ventre libre; ce qui dégage la tête et empêche les épanchements du côté du cerveau.

Petite Vérole.

La petite vérole, vulgairement appelée picote, est une fièvre éruptive et contagieuse; elle est toujours précédée d'un malaise général, d'insomnie, de vomissements, puis enfin de la fièvre qui caractérise la véritable invasion de la maladie.

Le quatrième jour, l'éruption se montre par de

petites marques roses qui augmentent vite et forment bientôt de petites vésicules plates qui finissent par contenir du pus ; après cela elles suppurent, puis se dessèchent sous forme de croûtes en laissant après elles des taches et des cicatrices.

Cette maladie se présente sous plusieurs formes ; aussi doit-elle être toujours dirigée par un médecin.

En attendant son arrivée, il faut :

1° Se tenir chaudement dans un lit bien aéré et dont on sortira les rideaux, condition essentielle ;

2° Boire, au début, de la tisane de fleur de sureau qui régularise la marche de la maladie en favorisant la sortie des boutons ;

3° Manger peu, mais ne pas trop se mettre à la diète ;

4° Tous les trois jours, le matin, avaler deux grammes de rhubarbe dans la première cuillerée de soupe et, après la soupe, manger douze prunes cuites ;

5° Saupoudrer les draps de quelques prises de camphre ;

6° Renouveler continuellement l'air de la chambre ;

7° Ouvrir les pustules de la face et des mains avec une épingle ;

8° Se tenir toujours très-proprement et changer de linge le plus souvent possible.

S'il survenait une hémorragie trop abondante, il faudrait la combattre par tous les moyens connus et enfin par le perchlorure de fer si les autres moyens ne réussissaient pas.

9.

Prurit.

Voir DARTRES, *(page 75).*

PURGATIFS.

Les purgatifs sont des médicaments qui, administrés à l'intérieur, déterminent des selles plus ou moins copieuses. Quand ils sont faibles, ils sont dits laxatifs ; cathartiques quand ils sont forts et drastiques lorsqu'ils sont violents.

Voici la nomenclature des purgatifs les plus en usage et les plus souverains :

N° 1. — Rhubarbe ; 3 grammes délayés dans un bol de bouillon d'herbes dégraissé, à prendre à jeun ;

N° 2. — Prenez un demi-verre de bouillon d'herbes dégraissé dans lequel vous mettez une bonne cuillerée de sel de cuisine ; ajoutez-y trois cuillerées d'huile d'olive ; mélangez et avalez un peu tiède. Le continuer pendant six jours ;

N° 3. — Faites bouillir, la veille, un gramme de

poudre de racine de fougère mâle avec deux tranches
de citron jusqu'à réduction de moitié, ajoutez-y deux
grammes de rhubarbe (un gr. pour les enfants seulement); laissez infuser le tout et le lendemain matin,
collez et sucrez avec du miel. Excellent purgatif,
surtout contre les vers, à continuer pendant cinq
jours sans interruption.

N° 4. — Follicules de séné, 8 grammes ; faites
infuser dans 500 grammes d'eau ; ajoutez 10 grammes
de sulfate de soude, le jus de la moitié d'un citron ;
à prendre, en deux jours, un verre chaque matin en
deux fois, à une heure de distance. (Purgatif très-
efficace agissant principalement sur l'appareil biliaire).

N° 5. — Faites infuser, à froid, le soir, dans un
bol d'eau, 8 gr. de feuilles de séné. Le lendemain,
passez cette eau et faites-la bouillir avec la quantité
suffisante de poudre de café pour une tasse. Sucrez et
buvez. (C'est un excellent purgatif).

N° 6. — Eau de Cransac 2/3, tisane de carotte, 1/3,
une pincée de douce-amère et une tranche de citron.

Mettre dans le premier verre 3 grammes de sulfate
de magnésie. Ne boire le second verre que lorsque le
premier ne pèse pas sur l'estomac. En prendre ainsi
pendant douze jours.

N° 7. — Magnésie calcinée 3 gr., bicarbonate de
soude 2 grammes ; bien délayer dans un verre d'eau
sucrée et boire à jeun. (Continuer pendant six jours).

N° 8. — Huile de ricin, 3 gr. mêlée avec du café
ou du thé ou du bouillon d'herbes. Pour aider l'effet

purgatif, boire demi-heure après de la tisane de pruneaux, d'oseilles, de blettes et de quelques feuilles de chicorée sauvage (Continuer pendant huit jours).

Rage.

Quand un chien est enragé, on le reconnaît aux symptômes suivants: il refuse toute nourriture; il est triste, inquiet, agité; il mord les objets placés à sa portée; il n'obéit plus à son maître; il mord les pierres, le bois ou se jette sur les personnes qui l'approchent et sur les chiens.

Le moyen le plus sûr pour prévenir la rage, chez les personnes mordues, c'est de cautériser immédiatement et profondément la plaie; on la lave d'abord, on la fait saigner abondamment et on la cautérise ensuite avec un fer rougi à blanc.

On a préconisé une foule de remèdes sur lesquels il ne faut pas trop compter. Néanmoins, en voici deux que nous reproduisons tels qu'ils nous ont été communiqués:

1° Un savant distingué, M. de Thémines, en parlant de la belle étude du docteur Blatin sur la rage chez les chiens, cite un cas de guérison dont il atteste personnellement l'efficacité:

On fit tout simplement mâcher pendant longtemps des feuilles de noyer à une personne mordue par un chien enragé et on la plongea à plusieurs reprises dans l'eau de mer.

On n'est pas toujours à proximité de la mer, mais on peut se procurer des bains de succédanés; de même, si l'on n'a pas de feuilles fraîches de noyer, on peut recourir à des extraits ou à des décoctions.

Toujours est-il que la personne sur laquelle on eut le bon esprit d'essayer ce remède, loin de succomber guérit complétement et qu'elle se maria quelques années après.

2° Le *Courrier de Dax* nous apprend qu'un sérieux antidote de la rage vient d'être découvert : c'est le *Xanthium Spinosum* dont voici la description : tige buissonnante à feuilles à trois parties, à longues épines blanches, à trois branches aiguës, fleurs blanches à l'aisselle des feuilles, fleurit en août et septembre.

Cette plante se trouve entre Biarritz et Bidarts, sur la route de Saint-Jean-de-Luz.

Dans une maladie aussi terrible rien n'est à négliger, c'est pourquoi nous livrons ces médications à l'examen des praticiens.

Remède pour les petits enfants qui s'échauffent.

Faire boire à la nourrice de la tisane dépurative de chicorée sauvage et de douce-amère, un bol tous les jours pendant six jours et y mettre chaque fois 2 gr. de rhubarbe non pulvérisée. Purger les enfants de temps à autre, avec le jus d'un citron battu avec une cuillerée d'huile d'olive.

Rhumatisme.

Les rhumatismes ont pour cause le refroidissement, l'humidité, le séjour dans des lieux malsains ou des habitations neuves dans lesquelles on s'est changé trop tôt.

On les combat en portant des gilets ou des caleçons de flanelle sur la peau et en se conformant aux caprices de l'atmosphère, c'est-à-dire en prenant des vêtements plus forts au moindre changement de temps et en reprenant les habits légers dès que le temps redevient serein et chaud.

Prise au début, cette maladie avorte au bout de quelques semaines; si, au contraire, elle était négligée elle pourrait passer à l'état chronique et se prolonger plusieurs mois pour récidiver encore plus tard.

Traitement : Pendant six jours prendre le purgatif numéro 1 que l'on trouvera à l'article *Purgatifs;* après cela, on se frictionnera la partie douloureuse avec de l'eau salée et l'on essuiera fortement; aussitôt après on frictionnera avec des orties piquantes, puis avec de l'huile camphrée.

Si la maladie était trop enracinée, si elle ne disparaissait pas et que les douleurs fussent trop vives, il faudrait employer l'un des moyens suivants :

1º Prendre une poignée de vers de terre et les faire bouillir dans du vin noir; après que le tout a bouilli et que les vers ont rendu leur graisse, il faut y faire tomber de l'huile goutte à goutte, la quantité d'un verre; laisser refroidir et s'en frotter ensuite. (Remède excellent);

2º Prendre chez soi des bains de vapeur d'eau soufrée. Voici comment cela se pratique: On fait chauffer de l'eau soufrée dans la chambre du malade; dès qu'elle commence à bouillir, on a un tube en fer blanc ou en caoutchouc qui doit aller du vase qui est sur le feu jusque dans le lit pour y porter la vapeur de l'eau, qu'on aura soin de tenir dans un état constant d'ébullition. On retirera lorsque le malade sentira qu'il a été assez mouillé et il ne devra changer de linge que lorsqu'il se sentira fatigué ou que lorsque la chaleur du corps commencera à disparaître;

3° Prendre des étuves à Cransac ou à Bourbon-l'Archambault, après avoir suivi pendant huit jours le traitement purgatif;

4° M. Claude Terrasse conseille aussi le moyen suivant, qui a obtenu d'excellents résultats : Prendre une grosse pierre de chaux vive et la mettre dans quantité suffisante d'eau; la placer dans le lit sous les jambes du malade; si celui-ci n'a pas la force de les tenir courbées en demi-cercle, on tient la couverture levée par les moyens qu'on peut avoir à portée. Avoir toujours la précaution de bien arranger la couverture de manière que la tête soit en dehors et bien libre.

Rhume.

Les rhumes de poitrine sont presque toujours le résultat d'un refroidissement qui a pour effet de rompre l'équilibre de la transpiration et de la circulation ; ils se présentent sous diverses phases : tantôt c'est un rhume simple, tantôt un rhume persistant, tantôt un rhume nerveux.

1° Pour un rhume simple, prendre le matin en se levant, une cuillerée à soupe de miel pur et boire par-dessus un verre de tisane froide de carottes ; boire la même potion le soir en se couchant ;

2° On calme le rhume nerveux en buvant, le matin

à jeun et le soir en se couchant, un lait de poule froid, dans lequel on mettra une cuillerée d'eau de fleur d'oranger ;

3° Pour un rhume persistant, on calme les quintes de toux avec de la tisane de bourgeons de sapin, dans laquelle 'on délaierait du sirop de térébenthine, ou bien encore avec de la tisane de limaçons, ou encore d'un mélange de violettes, de bouillon blanc et de mauves. Il ne faut pas croire que le rhume cède à ces tisanes ; ce ne sont que des calmants. Le seul moyen à employer c'est la médication purgative suivante : prendre pendant huit jours, le matin, dans un verre d'eau sucrée, huit grammes de sulfate de magnésie ; deux heures après boire une tasse de café chaud et déjeuner de suite un peu plus légèrement que d'habitude ; manger au repas du soir des prunes cuites et le huitième jour tripler la dose de sulfate de magnésie ; le rhume disparaît comme par enchantement ;

4° S'il restait encore quelques restes de toux ou quelques douleurs à la poitrine, ce qui prouverait que l'irritation n'a pas totalement disparu, on la dissiperait en appliquant un thapsia sur la poitrine ; ce qui provoquerait une éruption abondante de petits boutons qui disparaîtraient sous peu de jours après une légère supuration.

Rougeole.

La rougeole est une éruption caractérisée par de petites taches rouges semblables à des piqûres de puces et qui disparaissent quatre ou cinq jours après leur apparition. Cette affection n'est pas dangereuse par elle-même, mais elle est accompagnée souvent d'une bronchite dont il faut se méfier.

On recommande à l'enfant une nourriture plus légère et de légères infusions de fleur de sureau pour boisson ; on doit éviter le refroidissement, afin de ne pas faire rentrer la rougeole ; pour cela il faut tenir la chambre toujours au même degré de température.

Comme très-souvent il y a constipation et qu'il n'est pas possible de la combattre avec de la rhubarbe, à cause de son amertume et de la difficulté que l'on éprouverait chez l'enfant, il faut lui donner, à la place, du sirop de rhubarbe.

Il est d'ailleurs peu de personnes qui n'aient été atteintes de cette affection ; aussi tout le monde sait quelles sont les précautions à prendre en pareil cas, soit pendant la maladie, soit pendant la convalescence. La plus légère imprudence pourrait avoir des résultats désastreux ; aussi faut-il conserver une surveillance scrupuleuse et soutenue jusqu'à ce que tout danger ait totalement disparu.

Saignement de Nez.

Le saignement de nez n'est presque jamais grave ; et il ne le devient que lorsqu'il se renouvelle trop souvent et qu'il y a abondante perte de sang.

Chez les sujets forts, jeunes et sanguins, il est très-salutaire ; chez les sujets nerveux au contraire, ainsi que chez ceux dont la constitution est anémique, il peut souvent amener de la faiblesse.

Très-souvent, chez les enfants et les adolescents, le saignement de nez est dû à la présence de vers dont on doit se débarrasser de la manière suivante : Prendre pendant cinq jours et à jeun la tisane ci-après : faire bouillir racines de fougère mâle, écorce de mûrier, racine de rhubarbe (de la grosseur d'une fève pour un bol), la moitié d'un citron. Lorsque l'eau a bien bouilli et que la tisane est faite, retirer du feu et laisser refroidir. On peut la boire sucrée ; dans ce cas, sucrer avec du miel.

Si le saignement de nez dure, il faut respirer de l'eau-de-vie camphrée ou du vinaigre très-fort ; mettre sur le front des compresses d'eau froide et fortement salée ; laver les jointures des bras, des jambes et des cuisses avec de l'eau froide : placer dans le dos un corps froid et faire lever le bras du côté de l'hémorragie.

Si, malgré toutes ces précautions, le sang n'a pas été arrêté, on applique immédiatement de la glace derrière la tête ; on insuffle du sel d'alun, on bouche les narines avec un astringent et enfin on emploie le perchlorure de fer, connu en pharmacie sous le nom de chlorurecum ferricum. Cet astringent fait cesser comme par enchantement les hémorragies les plus rebelles.

Syncope.

La syncope est une suspension subite et momentanée du sentiment, du mouvement, de la circulation et de la respiration ; c'est, comme on l'a dit, une éclipse de la vie. Cet état dure peu ; la respiration reparaît, les battements du cœur reviennent, le malade reprend connaissance sans qu'il conserve aucune trace de cet évanouissement.

Si la syncope se prolongeait au-delà de quelques minutes, il faudrait immédiatement étendre la personne par terre en lui laissant la tête un peu plus basse que le corps ; on favorise ensuite la circulation et la respiration en ôtant les vêtements qui peuvent comprimer le ventre et la poitrine ; on frappe légèrement dans le creux des mains qu'on mouille avec du vinaigre très-fort; on frotte aussi les tempes et la lèvre supérieure avec le même vinaigre.

Aussitôt que la connaissance est revenue, on donne un petit verre de vin vieux, ou de vin de quinquina et à défaut un petit verre de vin noir et généreux.

Si la personne était sujette à ces dérangements, ce serait une preuve qu'elle ne jouirait pas d'une santé parfaite et que le sang est pauvre. Dans ce cas, il faudrait suivre notre régime hygiénique, faire usage de rhubarbe, de vin de quinquina ferrugineux et de temps à autre prendre de la rhubarbe à dose purgative, en ayant soin d'avoir une nourriture tonique.

Soleil (Coup de) ou Insolation.

A propos des grandes chaleurs, nous ne saurions trop le répéter, les insolations ou coups de soleil, sont des accidents qui peuvent avoir de très-funestes conséquences.

La rougeur de la peau, dite coup de soleil, n'est autre chose qu'une brûlure, pour les médecins. Cette brûlure peut entraîner parfois la mort en quelques instants.

Les ouvriers doivent, en temps chaud, éviter de s'étendre au soleil pour dormir. On a vu souvent plusieurs individus qui s'étaient imprudemment endormis au soleil, par une chaude journée d'été, être atteints successivement d'insolation et de gangrène et mourir au quatrième jour.

Il faut, à tout prix, éviter de se baigner sous l'action directe des rayons solaires. Les larges insolations qui peuvent alors frapper la poitrine ou le dos sont des plus dangereuses.

Pour les prévenir, surtout chez les hommes de bureau qu'une occupation imprévue retiendrait au soleil, il faut avoir soin de tenir sous le chapeau des feuilles de vigne ou mieux encore un mouchoir blanc.

Pour les dissiper, quand on n'a pu les éviter, il faut tenir pendant tout un jour, sur la partie malade, des compresses d'eau fortement salée, les renouveler lorsqu'elles sont sèches et ainsi de même toute la journée. Prendre le lendemain un purgatif de 40 gr. huile de ricin et pendant trois jours de plus 6 gr. de sulfate de magnésie, le matin dans un verre d'eau.

Suppression de Transpiration.

La suppression de transpiration insensible de toute la périphérie du corps se reconnaît à une irritation et un trouble de toutes les fonctions, provoquées le plus souvent par un refroidissement subit, résultat d'une imprudence toujours bien regrettable. De là : toux, assimilation difficile, maigreur extrême, inappétence et dégoût des aliments. Le siége de cette affection se localise souvent dans le tube digestif.

Voici ce que nous conseillons de faire afin de rappeler la transpiration insensible :

1º Prendre matin et soir un petit verre de sirop iodure de potassium ;

2º Prendre le matin, trois heures avant le déjeuner, un paquet de 3 gr. de magnésie calcinée et 2 gr. de bicarbonate de soude mélangés et en continuer l'usage pendant quatre jours ;

3º Le cinquième jour, prendre une décoction de chiendent et d'orge, dans laquelle on versera 1 gr. de nitrate de potasse par litre de tisane.

Continuer ainsi les deux dernières indications pendant un mois, c'est-à-dire prendre pendant quatre jours la deuxième, et prendre la troisième le cinquième jour et ainsi de suite pendant un mois.

4º Prendre toutes les semaines un bain chaud de demi-heure ou trois-quarts d'heure, dans lequel on jettera une chaudronnée de décoction de mauves communes (feuilles et racines) ;

5º Un lavement matin et soir à l'eau tiède seulement ;

6º Faire tiédir du vin rouge dans lequel on mouillera un chiffon de laine ; avec ce chiffon, on fera des frictions aux bras, aux jambes et aux cuisses. Ces frictions devront être faites une fois par jour et assez longtemps, de manière à irriter fortement la peau.

Alimentation. — Faire usage de consommés ou de bons bouillons qu'il faudra prendre froids, plusieurs fois dans la journée, à tasses à café.

Prendre du laitage mélangé avec du tapioca ou du riz ou toute autre chose.

S'abstenir absolument de salade, de viande de cochon et boire un peu d'eau rougie.

Surdité.

La surdité est l'abolition ou l'affaiblissement du sens de l'ouïe. Si elle vient de naissance, elle entraîne la privation de la parole. Si elle est accidentelle, elle provient de diverses causes qu'il faut combattre pour la faire disparaître.

1° S'il s'est formé dans le conduit auditif externe de l'oreille une couche de cette substance grasse appelée cérumen et qui est secrétée par les glandules de la conque auriculaire, cette couche empêche les vibrations de l'air de se communiquer au tympan et détermine une surdité plus ou moins forte. Dans ce cas, il faut enlever, avec précaution, le corps gras avec une curette ou le gros bout d'une épingle

2° Si la surdité provient d'une douleur trop forte,

occasionnée par un coup d'air, il faut prendre du
vieux lard, le faire fondre à la flamme d'une lampe
et laisser tomber ainsi les gouttes sur un peu de
coton; lorsque ce dernier en est bien imbibé, on le
trempe dans de l'alcool camphré et l'on en fait une
boulette que l'on introduit dans l'oreille.

3° Si la surdité provient d'une congestion qui semble vouloir menacer, il faut avoir aussitôt recours au
traitement purgatif. Dans ce cas, notre purgatif
numéro 8 est d'un secours efficace.

D'autres fois la surdité provient soit d'un rhumatisme, soit d'une paralysie du nerf auditif. Dans ce cas, il
faut avoir recours aux lumières du médecin qui em-
ploierait peut-être quelques sangsues, peut-être le
galvanisme.

Soudure des chairs séparées.

Il arrive très-souvent que, par suite d'une chute ou
d'un coup de pied de cheval, ou par tout autre accident, les chairs sont tellement séparées, qu'elles laissent non-seulement à nu une plaie affreuse, mais
elles menacent de laisser après la guérison une diffor-
mité très désagréable, que rien ne peut ensuite faire
disparaître.

Dès que l'accident est arrivé, il faut :

10.

1° Envoyer chercher le médecin qui pratique l'épinglage immédiatement ;

2° Si l'on était éloigné de l'homme de l'art ou que l'on redoutât la douleur que causent les épingles, il faudrait enlever, avec la plus grande précaution, cette peau blanche qui se trouve sous la coquille de l'œuf et la poser sur la plaie, après avoir eu le soin de bien rapprocher les chairs. Ce moyen est le plus simple et le plus à la portée de tous.

3° On pourrait encore se servir de taffetas que les pharmaciens vendent exprès, ou bien de ce papier gommé dont on se sert pour les timbres-postes.

Comme les accidents de ce genre amènent la fièvre, il faut observer, pendant quelques jours, un régime léger, rafraîchissant, tel que : bouillons d'herbes faits avec de jeunes poulets ou de viande de veau ; boire du vin additionné de trois-quarts d'eau et avoir surtout bien soin de tenir le ventre libre et de prendre de légers laxatifs à la moindre menace de constipation.

Teigne.

La teigne est une maladie du cuir chevelu qui est caractérisée par le développement de petits végétaux parasites, qui finissent par se réunir et former de petites masses de boutons jaunâtres appelés farus.

Cette maladie tend à disparaître par suite des goûts de propreté que la civilisation a introduits dans tous les ménages ; elle ne se rencontre guère que chez les enfants anémiques qui habitent des lieux humides et malsains et qui ne sont pas tenus avec assez de propreté.

Voici la médication qui réussit le mieux :

1° On doit avoir recours à un régime tonique et fortifiant : vin, café, bœuf et mouton grillés, vin de quinquina ferrugineux, etc.;

2° Le soir, avant le coucher, on doit laver la tête de l'enfant avec de l'eau tiède et mettre ensuite sur la tête une feuille de chou qu'on aura eu soin de passer à travers la flamme du feu ; le lendemain, on enlève la feuille, on lave de nouveau avec de l'eau tiède et on laisse l'enfant aller nu-tête presque toute la journée. Suivre ce traitement jusqu'à complète guérison.

3° Si le mal tardait trop à disparaître, il faudrait frotter la feuille de chou avec un mélange de graisse et de poudre de camphre et appliquer aussi chaud que possible.

Tête (Mal de).

Le mal de tête est une douleur qui a son siége dans

le crâne ; elle peut être très-légère ou violente, occuper toute la tête ou seulement une partie. En général, son siége est à la région du front.

Cette maladie est très-souvent dépendante de la souffrance d'un autre organe et, dans ce cas, elle disparaît avec la cause qui l'a provoquée.

Traitement : 1° Si la maladie est nerveuse, on la nomme migraine et il faut se reporter à ce chapitre ;

2° Si elle dépend d'une anémie, il faut traiter cette maladie ;

3° Si elle vient d'un rhumatisme, il faut avoir recours aux bains de pieds et placer un vésicatoire entre les deux épaules ;

4° Si elle est provoquée par des travaux d'esprit trop soutenus, prendre de la distraction, faire des promenades assez longues, jusqu'à provoquer la sueur s'il y a possibilité et priser du camphre.

Enfin rechercher toujours la cause qui l'a provoquée, afin de la combattre et de la dissiper par les moyens appropriés à ces différentes causes.

Tempéraments.

Il arrive fréquemment que des individus grêles, d'une apparence de santé faible, à l'air lymphatique, résistent parfaitement aux maladies, tandis qu'on en voit d'autres succomber qui jouissaient d'une santé robuste.

Voilà pourquoi le malade doit faire choix d'un médecin qui connaisse son tempérament et qui sache, à l'occasion, employer les médicaments en rapport avec la nature qui lui est propre.

Nous renvoyons, sur ce chapitre, à la page 19 de notre ouvrage, où se trouvent traitées, avec le détail le plus scrupuleux, les diverses formes de tempéraments et les soins à apporter à chacun.

TISANES

N° 1.

Fleurs de Sureau, comme dépurative et laxative

La tisane de fleurs de sureau se fait en faisant infuser la fleur dans l'eau bouillante et retirer du feu aussitôt. En boire à froid trois verres chaque matin pendant dix jours, avec une cuillerée à bouche d'huile d'olive dans chaque verre, et deux verres à chaud, le soir, avec une cuillerée à bouche d'eau-de-vie dans chaque verre. Cette tisane doit, chaque fois, être fortement sucrée avec du miel.

N° 2.

Pour enfant, contre les vers.

Faire bouillir, dans trois verres d'eau, la moitié d'un citron, une pleine main de racines de fougère et de graines de citrouille et une petite pincée de menthe ; laisser réduire d'un tiers par l'ébullition ; passer ensuite la tisane à travers un linge, la bien sucrer avec du miel et en faire boire deux verres tous les matins pendant huit jours, à chaque nouvelle lune.

N° 3.

Contre les Vers.

Faire bouillir racines de fougère mâle, écorce de mûrier, racine de rhubarbe (de la grosseur d'une fève pour un bol), la moitié d'un citron ; laisser bien bouillir et retirer du feu pour laisser refroidir. Boire un verre matin et soir ; sucrer avec du miel.

N° 4.

Contre les Vers.

Faire bouillir dans trois verres d'eau :
Citron, la moitié ;

Séné, 5 grammes;

Mousse de mer, 5 grammes;

Graines de citrouille une pleine main et les bien écraser auparavant. Faire bouillir jusqu'à réduction d'un tiers; bien exprimer à travers un linge et sucrer avec du miel. En boire deux verres le matin à jeun.

Dans le premier verre, mettre un gramme de rhúbarbe et dans le second une cuillerée à bouche d'huile d'olive. Faire cela pendant dix jours, à chaque nouvelle lune.

N° 5.

Pour les petits enfants qui s'échauffent.

Faire boire à la mère tisane dépurative de chicorée sauvage et de douce-amère; un bol tous les jours pendant six jours et y mettre chaque fois deux grammes de rhubarbe en poudre.

Purger l'enfant de temps en temps pendant trois jours de suite, avec le jus d'un citron battu avec une cuillerée d'huile d'olive.

N° 6.

Contre la Bile.

Faire infuser une pincée de chicorée sauvage et de sauge mêlées; laisser refroidir et boire un grand bol chaque matin pendant quatre jours.

N° 7.

Contre la Bile.

Boire des infusions de potentille ou quintefeuille pendant huit jours.

N° 8.

Contre la Bile.

Faire torréfier des pois chiches; les moudre comme le café; faire bouillir la quantité nécessaire de poudre pour deux bols; en boire un le matin à jeun et l'autre le soir en se couchant.

N° 9.

Tisane Adoucissante.

Boire une décoction soit de bourrache ou de guimauve, ou de lin (la graine), ou de bouillon blanc ou de violettes.

Cette tisane est employée dans les irritations de poitrine, les bronchites, les inflammations, etc.

N° 10.

Tisane tonique amère.

Faire des infusions de fleurs de houblon, ou de

racines de gentiane, ou de sommités fleuries de fumeterre ou mieux encore de petite centaurée. Cette tisane
ranime les forces de l'estomac, facilite la digestion et
est fréquemment employée dans l'anémie, les scrofules, les rhumatismes, les maux de tête.

N° 11.

Tisanes Calmantes.

Pour calmer les nerfs, les palpitations, les spasmes, les toux convulsives, on emploie l'une des tisanes suivantes : On fait des infusions soit de feuilles
d'oranger, ou de feuilles de mélisse, vulgairement
appelées citronnelle, ou encore de feuilles de menthe,
ou de fleurs de camomille, ou encore de fleurs de tilleul. Boire froid et sucrer avec du miel.

N° 12.

Tisanes pour provoquer la sueur.

Ces tisanes sont employées dans la scrofule, les
rhumatismes et dans les coups d'air pour provoquer
la sueur.

Faire infuser des fleurs de sureau; boire aussi
chaud que possible deux bols à un quart d'heure de
distance.

Faire bouillir des tiges de douce-amère ou infuser
des fleurs de saponaire; boire chaud deux bols à un
quart d'heure de distance. Avoir soin de bien sucrer
avec du miel.

N° 13.

Tisanes Purgatives.

Ces tisanes sont employées dans la constipation, les hydropisies, les rhumatismes, les maladies du foie, etc.

Faire infuser 15 gr. de rhubarbe, ou bien 12 gr. de séné, ou bien 20 gr. de feuilles de pêcher, ou 8 gr. de baies de nerprun, ou 8 gr. de feuilles de mercuriale.

Boire l'une de ces tisanes, à son choix, le matin, trois ou quatre heures au moins avant le repas.

Nous recommandons surtout, comme ne manquant jamais leur effet, la tisane de rhubarbe ainsi que celle de séné.

N° 14.

Tisane de Genièvre.

Cette tisane est excellente pour calmer les névralgies, les douleurs rhumatismales, pour guérir les fraîcheurs et pour calmer les fièvres provenant du froid ou de l'humidité.

On la prépare de la manière suivante : on prend trois cuillerées à bouche de baies de genièvre qu'on écrase entièrement ; après cela on les met dans une cafetière qui contienne un litre d'eau froide ; on approche du feu et l'on retire au moment où l'ébullition commence. On laisse ainsi pendant une heure et on boit cette tisane peu sucrée avec du miel, froide en été et chaude en hiver. Dans cette dernière saison, elle est utile surtout en temps froid et humide.

N° 15.

Tisane contre la Jaunisse, les maladies du Foie, les Coliques.

Prenez une livre de viande de veau ou de bœuf, de l'eau comme pour faire un bouillon ordinaire, des carottes en assez grande quantité, raves, oignons, ail, persil une plante entière, faites cuire et laissez refroidir.

Pour la boire, on sépare la graisse avec précaution; si l'on croyait qu'il en restât encore un peu, on pourrait passer le bouillon à travers un linge mouillé.

Ces tisanes sont à peu près celles qui peuvent offrir beaucoup d'avantages et seconder puissamment le traitement que nous avons affecté à chaque maladie. Nous laissons au garde-malade consciencieux ou au lecteur intelligent le soin de les approprier avec fruit et d'en retirer tous les avantages profitables à l'occasion.

Torticolis.

Le torticolis est un rhumatisme des muscles du cou,

qui le rend raide et douloureux dans les mouvements de la tête et qui la fait tenir inclinée en avant, en arrière, ou sur l'un des côtés, selon les muscles affectés. Comme tous les rhumatismes, en général, il a pour cause un refroidissement ou une sueur rentrée, un séjour trop prolongé dans un lieu humide ou encore une fausse position prise au lit et pendant le sommeil.

Dès le début, on la combat par des applications de feuilles de moutarde, ou sinapismes de moutarde tout préparés qu'on trouve chez le pharmacien ; on a la précaution de les changer de place quand on sent de trop fortes piqûres. On renouvelle ces applications deux fois par jour

Si ce moyen ne réussissait pas, il faudrait se frotter la partie malade du cou avec de l'alcool camphré et le plier ensuite avec une cravate de laine, afin d'y entretenir une température constamment chaude.

Boire de temps à autre une de nos tisanes de sureau ; de douce-amère ou de saponaire, le soir, en se couchant et sucrer toujours avec du miel. Si c'est en hiver, boire alternativement une des tisanes ci-dessus et principalement de celle de genièvre.

Enfin, si aucun de ces moyens ne réussissait, il faudrait avoir recours aux vésicatoires et même, au besoin, aux ventouses scarifiées.

Toux.

La toux n'est pas toujours une maladie, mais elle est souvent un symptôme d'une affection des poumons.

La toux est toujours nécessaire pour la cause qui l'a produite. Celui qui est fatigué par un rhume passé à l'état chronique ou par un rhume d'asthme, voudrait bien ne pas tousser; mais il ne songe pas que si cela existait, il ne vivrait que peu de jours; il serait étouffé par les matières décomposées qu'il expectore à l'aide seul de la toux, à mesure qu'elles arrivent dans ses bronches. Ces humeurs ne pouvant s'élever d'elles-mêmes jusqu'à la bouche, il est nécessaire que les secousses de la toux se chargent de ce soin.

Il ne faut donc point s'occuper de la toux, mais de la cause qui la provoque et il est évident que cette cause consiste dans l'accumulation des humeurs dans la poitrine que les tisanes seules ne peuvent dissiper.

La tisane calme, adoucit et ramollit les humeurs; aussi après en avoir pris pendant six jours, faut-il avoir recours aux purgatifs et celui-ci nous a toujours produit les meilleurs résultats :

Boire tous les matins, pendant huit jours, un verre d'eau sucrée dans laquelle on aura fait dissoudre 8 gr. de sulfate de magnésie; on en met 15 gr.

le premier jour et 20 gr. le dernier jour; ne déjeuner
que très tard et boire immédiatement avant le repas
une tasse de café chaud et sucré. Dans la première
cuillerée à soupe du principal repas, mettre 1 gr. de
rhubarbe de Chine. Dîner comme d'habitude.

Vaccine.

Le médecin anglais Jenner ayant observé que les
personnes occupées à traire les vaches affectées de
boutons vaccin au pis ou cow-pox en anglais, éprou-
vaient aux mains une éruption semblable et étaient
préservées de la petite vérole, pensa qu'en inocu-
lant cette matière aux autres personnes elles seraient
aussi à l'abri du mal qui décimait alors la population.

Ses essais furent couronnés des plus heureux résultats et, à partir de ce moment, tous les gouverne-
ments encouragèrent la propagation du préservatif
d'une maladie qui faisait jadis tant de ravages.

On vaccine ordinairement les enfants à l'âge de
deux ou trois mois; il faut le faire plus tôt si une
épidémie de petite vérole se montre dans le lieu qu'on
habite.

Comme la vaccine ne préserve pas indéfiniment, il
est bon de recourir à la revaccination tous les huit
ans.

Tout le monde peut pratiquer la vaccination. On charge la pointe d'un canif de vaccin pris sur un bouton arrivé à son septième ou huitième jour et on l'introduit à plat sous l'épiderme du bras dans une longueur de deux ou trois millimètres. On fait trois piqûres à chaque bras. Le quatrième jour seulement, on voit un petit point saillant qui s'élargit, s'entoure d'un cercle rosé et qui, au sixième jour, présente l'aspect d'une lentille déprimée au centre. Il y a de l'inflammation dans le tissu cellulaire et souvent un peu de fièvre qui dure deux jours au plus. La pustule devient plus large de jour en jour, plus molle et s'accompagne de démangeaison. Après cela elle se flétrit et il se forme une croûte qui tombe du vingtième au vingt-cinquième jour.

Comme la vaccine préserve de la petite vérole, il est du devoir de toute bonne mère de soumettre le nouveau-né à cette bienfaitrice opération, dans les premiers mois au moins de la naissance.

Dans nos campagnes l'occasion se présente tous les ans; des médecins ou des sages-femmes, subventionnés d'ailleurs par le département, se rendent à la mairie à des époques déterminées pour cette opération et il est du devoir de tous de profiter de ces occasions pour une opération de cette importance.

Varices.

Les varices sont des tumeurs formées par la dilata-
tion d'une veine, par suite de l'accumulation du sang
dans sa cavité et dont la circulation est retardée.
Elles affectent principalement les membres inférieurs
et offrent l'apparence d'une nodosité molle, bleuâtre,
sans pulsation, disparaissant par la compression ou
la position horizontale et reparaissant dès que cesse la
compression ou qu'on reprend la position verticale.

En général, les varices ne sont pas une maladie
grave, mais quand elles deviennent considérables, elles constituent une infirmité sérieuse et occasionnent
souvent de très vives douleurs, surtout après une
marche longue ou après un travail qui a forcé la personne de se tenir longtemps debout.

On a vanté une foule de remèdes plus ou moins souverains, mais qui, jamais, n'ont eu de résultats heureux.
Le seul moyen à leur opposer avec succès consiste à
conserver toujours le sang en bon état, en se purgeant
toutes les fois que quelque signe en indique l'utilité.
Ensuite, pour seconder l'effet de la purgation, on
doit tenir le membre dans une compression perma-
nente exercée au moyen d'un tissu en caoutchouc,
lorsqu'on doit rester longtemps debout ou que l'on
doit prendre de la fatigue. On devra les quitter en
allant au lit.

Il arrive quelquefois qu'on a négligé de prendre les bas élastiques avant le travail et que la jambe se gonfle ; dans ce cas, comme on ne pourrait les supporter, il est de toute absolue nécessité de se reposer pendant quelque temps.

Si, par suite de négligence blâmable, on a laissé se former une plaie, il faut immédiatement avoir recours au repos complet et à notre purgatif numéro 1 jusqu'à complète cicatrisation.

S'il survenait une hémorragie abondante, on l'arrêterait au moyen de la compression ou de perchlorure de fer.

Nous devons faire observer que la moindre négligence peut produire des effets désastreux et qu'il faut en pareil cas observer nos prescriptions avec ce soin scrupuleux que nécessite le soin de notre santé si précieuse.

Vers intestinaux.

Les vers intestinaux sont des parasites de l'intérieur du corps et qui, presque toujours, doivent leur origine à un état habituel de mauvaise santé.

On les reconnaît aux signes suivants :

Une grande abondance de salive le matin à jeun ; le pourtour des yeux marqué d'un cercle bleuâtre ;

la pâleur ; tantôt la diarrhée et tantôt la constipation.

La vermine se trouve et se propage chez les enfants scrofuleux dont la santé est faible ou détériorée, soit par suite de l'insuffisance d'une bonne alimentation, soit par suite de l'influence du froid, de l'humidité ou d'une habitation malsaine. Les enfants robustes, bien nourris, bien logés ne sont presque jamais attaqués par les vers. D'où il résulte que puisque ces parasites ont dû se développer chez les sujets dont le sang est vicié, il faut purifier ce dernier, c'est-à-dire combattre la cause pour réussir à détruire les vers. Sans doute, on réussit facilement à expulser les vers du corps, mais ils se multiplieront de nouveau avec une rapidité surprenante, si on ne rétablit la santé par une bonne alimentation longtemps continuée et sans se laisser rebuter par la longueur du temps.

On devra prendre pendant quatre jours, le matin, à jeun, un bol de notre tisane numéro 2 et se purger ensuite à l'aide du purgatif numéro 3 pendant deux jours ; recommencer la tisane pendant trois jours et se purger une fois seulement le quatrième jour. Recommencer de même chaque fois que les symptômes reparaîtront. Faire usage d'une alimentation fortifiante longtemps continuée ; épicer les mets assez fortement ; manger de l'ail à l'un des repas de temps à autre et tous les trois ou quatre jours avaler un gramme de rhubarbe enveloppée dans la première cuillerée de soupe.

Vertiges de l'estomac.

Dans les vertiges de l'estomac, on éprouve, le matin principalement, des faiblesses qui semblent menacer d'une syncope; on voit les objets tourner, la vue se trouble et on se sent menacé de tomber par terre et obligé de s'appuyer sur le premier objet qui tombe sous la main.

Cet état est nerveux et quelquefois dû à un rhumatisme.

Dans le premier cas, voici ce que nous conseillons :

Le soir, en se couchant, l'on met infuser à froid un gramme de bois de quassia amara dans un demi-verre d'eau; on le couvre pour la propreté et on le boit à jeun le matin, en se levant, après avoir eu le soin de le passer, afin qu'il ne reste que l'eau; de plus, un quart-d'heure après le principal repas, on prend dans un demi-verre d'eau sucrée magnésie calcinée 1 gr., bicarbonate de soude 50 centigr. ; il faut bien remuer et boire avant de laisser reposer, car la magnésie calcinée ne se dissout pas.

Continuer ainsi pendant huit jours.

Vésicatoires.

Notre méthode a réussi à faire abandonner presque complétement l'usage de ces remèdes pénibles et désa-gréables surtout. Néanmoins, comme il peut se ren-contrer des cas où l'on a des raisons pour s'en servir, nous indiquerons la manière de les appliquer et nous ferons observer surtout qu'on ne doit jamais appli-quer un vésicatoire sans une ordonnance du médecin, car la durée d'application dépend de diverses circons-tances.

On met donc l'emplâtre sur la place indiquée, après avoir eu le soin de bien laver la peau avec du vinai-gre. Au bout de dix heures l'ampoule est faite ; dans ce cas, on enlève l'emplâtre avec précaution de manière à ne pas déchirer la peau qui s'est soulevée sous l'ac-tion de ce topique ; mais on perce la cloche avec une épingle, afin de donner issue à la sérosité qu'elle con-tient. Il faut bien se garder de ne pas enlever la peau. On recouvre le mal avec des bandelettes très-minces de coton en rame qu'on a eu le soin de graisser avec du beurre ou du sérat. La cicatrisation est complète au bout de quelques jours.

Pour le vésicatoire à demeure, on enlève la peau le lendemain et on fait le pansement avec une feuille de lierre graissée avec de la pommade à vésicatoire, ou mieux encore avec du papier exprès qu'on trouve chez tous les pharmaciens. Mais c'est au médecin de faire connaître pendant combien de temps cette suppuration doit être maintenue.

Vins médicinaux.

Vin de quinquina.

Prenez 50 gr. quinquina gris concassé et mettez-le au fond d'une bouteille ; versez dessus de l'eau-de-vie jusqu'à ce que le bois en soit entièrement couvert; laissez quarante-huit heures et ajoutez ensuite un litre de vin vieux. Le vin est prêt au bout de huit jours. On soutire et l'on met en flacons afin d'empêcher qu'il se pique.

Vin de quinquina ferrugineux.

Si l'on veut rendre le vin plus tonique, on y ajoute 6 gr. citrate de fer ammoniacal pour les enfants de six à douze ans et 15 gr. pour les grandes personnes.

Vin de Bugeaud (imitation de).

Prenez un litre de vin, 25 gr. de quinquina rouge, un peu d'écorces d'oranges amères, trois ou quatre fèves de cacao; laissez infuser pendant quinze jours et passez ensuite avec soin.

Vin de Gentiane.

La gentiane dorée et les autres gentianes très communes dans les Alpes décorent les pentes de ces montagnes de leur floraison abondante et prolongée. La racine de gentiane, longue, charnue, brune en dehors, jaune en dedans, possède une amertume franche sans être aromatique. On en prépare un vin très-amer et très-utile pour rétablir les forces digestives de l'estomac, surtout à la suite de fièvres intermittentes. La dose est de 30 gr. de racine sèche de gentiane infusée pendant vingt-quatre heures dans un litre de vin blanc avec 15 gr. d'écorces d'oranges amères. On administre ce vin comme le vin d'absinthe ci-après, à la dose d'un petit verre pris le matin, à jeun, ou bien immédiatement avant le principal repas de la journée.

Vin d'absinthe.

La liqueur d'absinthe est un poison lent. Tout en produisant l'ivresse, elle attaque profondément le système nerveux; elle affaiblit les facultés intellectuelles, mine les constitutions les plus robustes et conduit ceux qui en font habituellement usage au marasme et à la démence.

On peut employer l'absinthe sèche, en poudre, à la dose de 40 à 50 centigr. comme un excellent vermifuge. Mais comme son amertume excessive la rend répugnante aux enfants, on prépare un vin d'absinthe avec 4 ou 5 gr. d'absinthe sèche infusée pendant vingt-quatre heures dans un litre de vin blanc. Un verre à liqueur de ce vin pris le matin, à jeun, est un remède familier, exempt de tout inconvénient qui peut prévenir presque toujours le développement des maladies vermineuses, tout en ranimant les fonctions de l'appareil digestif, principalement chez les enfants d'un tempérament lymphatique de l'âge de sept à douze ans.

Vin naturel très tonique.

Un autre vin naturel très-tonique et très-estimé est

celui-ci : prenez vin vieux rouge un demi-litre, vin vieux blanc un demi-litre et mélangez. On peut s'en servir immédiatement. En boire par petits verres dans l'intervalle des repas.

Vin de qualité supérieure.

Pour avoir un vin de qualité supérieure, on place, en hiver, le vin dans un tonneau ouvert et on l'expose, la nuit, à l'action de la gelée. Le matin on enlève les glaçons qui font de la bonne piquette. On renouvelle ainsi pendant quatre jours. On le remet ensuite en futaille et on ajoute par hectolitre un ou deux litres de jus de framboises qu'on prépare en mettant 500 gr. de ces fruits dans une bouteille qu'on remplit de bonne eau-de-vie; on bouche et l'on ficelle. Au bout d'un mois le jus est prêt et on le verse dans le vin quatre ou cinq jours après la première opération.

Vomissements.

Le vomissement est une expulsion convulsive des

matières contenues dans l'estomac et rejetées avec effort par la bouche. Quand il est le résultat d'une indigestion, nous ne devons pas nous en préoccuper ; mais s'il se renouvelle trop souvent, il devient le signe d'une maladie qu'il faut s'efforcer de guérir. On y parvient à l'aide de purgatifs et celui que nous avons indiqué numéro 5 paraît celui qui peut être le mieux appliqué dans cette circonstance et il faut surtout le faire dès le début, car si le vomissement provient d'une affection du côté du foie, le traitement serait d'autant plus long qu'on aurait mis du retard à commencer le moyen ci-dessus indiqué.

Enfin, si, malgré toutes ces précautions ou par suite d'une trop grande négligence, les vomissements continuaient, il faudrait cesser tout traitement purgatif et appliquer sur l'estomac un grand cataplasme de farine de lin fortement salé, qu'on renouvelle de quatre heures en quatre heures. On pourrait, si cela n'agissait pas assez vite, appliquer un thapsia de 10 centimètres carrés, afin d'attirer l'irritation au dehors.

Il va sans dire qu'on doit se soumettre à la diète la plus complète et qu'on ne doit revenir manger que progressivement et avec la plus grande précaution.

Vomitifs.

Nous supprimons les vomitifs comme nous avons

supprimé les bains de pieds chauds, à cause des dangers qu'ils présentent. Néanmoins, comme il peut se rencontrer des cas où l'on a besoin d'agir avec rapidité, il est sage alors de s'y conformer sur les conseils, bien entendu, du médecin de la famille.

Dans ce cas, pour faciliter les vomissements et prendre le moins de peine possible, il faut boire de l'eau tiède en abondance lorsque les vomissements ont commencé.

Il va sans dire que si le malade a une douleur de tête trop forte, une trop grande faiblesse, une maladie au cœur, une hernie et même un dégoût pour ce genre de purgation, on devra s'abstenir d'employer les vomitifs.

Yeux.

De tout temps, dans les inflammations légères des yeux comme dans les maladies chroniques, on a employé avec succès la méthode purgative, afin de donner un libre cours aux humeurs et de purifier le sang.

Le médecin doit être appelé quand il s'agit d'une maladie aiguë, rapide, violente, afin de calmer la douleur et arrêter les progrès du mal ; la méthode purgative est conseillée dans les maladies chroniques.

Pour l'inflammation légère ou la rougeur vive et

enflammée des paupières, voici plusieurs moyens qui peuvent être employés avec succès :

1° Mettre le soir, en se couchant, sur le front, un bandeau mouillé dans du vin sucré ;

2° Ramasser avec soin, dans un bois, l'eau qui, après quelque temps de pluie, a coulé et s'est arrêtée dans les petits trous que les pieds des bœufs ou des chevaux ont pu y faire. S'en laver les yeux plusieurs fois par jour ;

3° Ramasser l'eau qui coule des sarments de la vigne après qu'on l'a taillée et s'en laver de temps à autre dans la journée ;

4° Faire bouillir du plantain, herbes et racines, s'en laver et tenir également un bandeau sur les yeux pendant toute la nuit ;

5° Mettre 20 gr. de sulfate de zinc dans trois quarts de litre d'eau ; s'en humecter les yeux avec un mouchoir mouillé dans cette eau, après l'avoir fortement secouée ;

6° Se laver les yeux avec son urine trois fois par jour et continuer pendant quinze jours.

Pour ne pas augmenter davantage l'inflammation des yeux, il faut les essuyer avec un foulard de soie et porter des lunettes vertes ou bleues lorsqu'on est obligé de s'exposer à un soleil trop ardent.

RÉCAPITULATION

Ma tâche est terminée et ma mission accomplie ; je vous ai démontré tout ce qu'une hygiène bien comprise peut enseigner dans l'intérêt de la santé et combien elle doit contribuer à votre bien-être. Il ne me reste plus qu'à jeter un dernier coup-d'œil sur cet enseignement, pour vous rappeler tout le bien que chacun peut en retirer.

Je vous ai appris à connaître les dispositions de votre estomac et de votre corps, sous le rapport de la nourriture, des vêtements et de l'influence de la température ; je vous ai démontré la différence des tempéraments et la propriété des aliments qui conviennent à chacun. Désormais, vous saurez mieux les approprier et faire usage aussi des vêtements qui devront vous protéger le corps contre un froid trop rigoureux ou une chaleur incommode ; car il vous a été donné de connaître la sensibilité des organes de vos sens et les causes qui peuvent les altérer.

Bien des personnes ignorent les inconvénients qui résultent, pour l'équilibre de notre santé, de l'ignorance ou de la mauvaise direction donnée à nos affections morales, et il ne leur est pas possible de se persuader que l'instruction et l'éducation se donnant la main, peuvent et doivent jouer le rôle le plus utile et le plus noble dans la société. L'éducation est l'enseignement des devoirs et de leur utilité; l'homme qui a reçu la notion complète des devoirs de son âge a les sentiments ou de piété filiale, ou de respect et de dévoûment; l'homme aime ses devoirs quand il en comprend l'utilité pour lui-même, pour sa famille, pour la société, pour sa patrie. Il sait qu'on s'éloigne du bonheur quand on s'écarte du devoir et que cette certitude garantit sa conduite aux yeux de tous. Au contraire, ceux qu'on a malheureusement laissés dans l'ignorance morale font du mal à eux-mêmes et à autrui, sans en avoir conscience.

Il importe donc que l'éducation joue le premier rang dans la société; l'instruction ne pourra jamais tenir lieu d'éducation, tandis que l'éducation supplée souvent au manque d'instruction. Aussi est-il vrai de dire avec un des hommes de notre époque qui ont le mieux mérité par leur sollicitude pour les classes laborieuses, que l'instruction est toujours utile quand elle est greffée sur une bonne éducation, tandis que lorsque le devoir est ignoré ou mal compris, elle peut devenir funeste.

« L'homme, a dit encore ce philantrope aimé, est le seul être ici-bas qui puisse avoir notion de soi-même, de ses semblables et de tous les êtres de la terre; il a le privilége de la parole, de la raison, de la multiplicité des signes, de la science, de l'enseignement, des arts, de l'histoire. Seul, il peut produire le feu et l'éteindre à volonté, transformer les minéraux, perfectionner, multiplier les végétaux et les animaux ; seul, il peut vivre sous tous les climats et se servir de tout. Il est éminemment sociable, éminemment perfectible. Entre son intelligence et l'instinct de l'animal le mieux doué, l'intervalle est immense. Le chien connaît son berger, ses moutons, leurs amis, leurs ennemis ; mais il ne se connaît pas lui-même. L'animal est pour nous une ressource, un outil, un serviteur. L'homme a été préposé à la domination terrestre et un seul être le domine : le Créateur, suprême vérité, suprême intelligence, suprême justice, suprême bonté, suprême puissance.

« Mais si la plante humaine est ainsi la plus précieuse, elle est aussi la plus délicate à sa naissance et celle qui exige le plus de soins. Quand on l'a bien cultivée, ses fruits sont délicieux ; mais quand elle est négligée, ils peuvent être détestables. Tout enfant est donc pour la famille et pour le pays une source de bien ou de maux, selon l'éducation qui lui est donnée.

« L'éducation peut et doit corriger certaines imperfections du corps, de l'esprit, du cœur surtout ; mais elle ne peut être bonne si elle n'a été bien commencée et si elle n'est bien suivie. Le meilleur héritage qu'on puisse donner à un enfant, c'est l'éducation, parce qu'elle procure une bonne conduite et par elle le bonheur, autant que le bonheur en ce monde puisse être assuré (1). »

_____

(1) M. Marbeau.

Il m'est bien doux de vous avoir démontré que la direction d'une bonne hygiène est d'accord avec les idées des moralistes les plus distingués par leur sagesse et leur talent, ainsi qu'avec les prescriptions de la religion, de sorte qu'en suivant nos conseils en ce qui concerne la santé, vous vous acquitterez aussi des devoirs de bons citoyens et de chrétiens véritables.

Afin de vous faciliter la mise en pratique de notre système et de nos conseils, je n'ai pas hésité à entrer dans les détails des circonstances déterminées par les divers tempéraments, par les saisons et par le changement subit de température. Sans doute, il ne nous a pas été possible de poser des règles générales ; nous laissons à l'intelligence de notre lecteur le soin de s'observer, de s'étudier et de prendre dans notre exposé ce qui peut lui convenir d'une manière toute spéciale.

D'un autre côté, afin que notre méthode puisse être utilisée avec le plus de succès, je vous ai indiqué les moyens à employer pour donner les premiers soins aux dérangements passagers, afin d'enrayer dès le principe le développement de ces légères indispositions qui auraient pu dégénérer en maladies graves, ainsi que les premiers secours pour les accidents qui peuvent compromettre la vie en cas de retard ou de négligence.

A ce sujet, il me reste à parler d'un fléau qui tend à disparaître de jour en jour, par suite du progrès de l'instruction et qui a fait plus de ravages que tous les maux que j'ai décrits : ce sont les charlatans qui exploitent votre bourse au détriment de votre santé.

Ces gens-là débitent des remèdes dont heureuse‑
ment quelques-uns ne sont qu'extérieurs et ne font
pas toujours du mal ; mais ceux qui sont intérieurs
ont parfois produit les effets les plus cruels et coûté la
vie à quelques-uns de ces pauvres crédules qui avaient
été attirés à eux par des discours imposteurs. Ils
exploitent la [bourse principalement de cette partie de
la population pour qui l'argent est le bien le plus pré‑
cieux. Que de fois n'a-t-on pas vu avec douleur le
laboureur et l'artisan, privés du nécessaire, em‑
prunter de quoi acheter bien cher le poison meurtrier
destiné à combler leur misère, en aggravant leurs
douleurs et souvent en se jetant dans des maladies
lymphatiques qui réduisent toute une famille à la
misère.

Ces hommes fourbes, menteurs, ignorants ont tou‑
jours séduit les populations, d'autant plus crédules
qu'elles sont privées d'instruction et qui, toujours,
ont été la dupe de quiconque a eu la bassesse de
chercher à éblouir leur sens par des habits gros‑
siers, autant que ridicules et par des friponneries sans
nom.

Le crédit de ces charlatans des foires que cinq ou
six cents personnes entourent, grands yeux ouverts
et qui se trouvent fort heureuses d'être exploitées par
un étranger qui leur vend un remède inutile, trente
fois sa valeur, tend à disparaître depuis que l'instruc‑
tion a persuadé à tous que le premier venu pourrait
en faire autant s'il pouvait acquérir son impudence.

En effet, l'art le plus vil demande un apprentissage : l'on ne raccommode de vieux souliers que longtemps après avoir appris; l'on ne confie une montre qu'à l'horloger qui a passé bien des années à étudier comment elle est faite et quelles sont les causes qui la font aller ou qui la dérangent, et l'on serait assez maladroit pour aller confier le soin de la machine la plus composée et la plus précieuse à des gens qui n'ont pas la plus petite notion de sa structure, des causes de ses mouvements et des instruments qui peuvent la rétablir ?

Je ne puis m'étendre plus longuement sur cette matière, dont l'amour de l'humanité m'a forcé à dire quelque chose, mais je ne terminerai pas sans parler encore d'un autre abus qui ne laisse pas de faire de maux réels et qui s'adresse cette fois au peuple aisé et lettré; c'est l'imbécile aveuglement avec lequel on se laisse entraîner par les pompeuses annonces de quelque remède à tous les maux et qui, loin de tout guérir, produit des ravages que la médecine est impuissante à réparer.

Il n'y a pas d'année qui ne s'accrédite quelqu'un de ces remèdes qui produisent d'autant plus de ravages que la vogue en est grande. Je voudrais qu'il fût admis pour principe que quiconque annonce un remède à tous les maux fût considéré comme un imposteur, puisqu'un tel remède est impossible et contradictoire. Entrer dans des preuves est aussi facile qu'inutile; mais j'en appelle hardiment à tout homme de bon sens qui voudra bien réfléchir sur les causes diverses de nos dérangements graves et passagers, sur les remèdes qu'il faut opposer à ces causes et sur l'absurdité qu'il peut y avoir de vouloir les faire disparaître tous avec la même panacée universelle. Une telle assertion est le comble de la fourberie et de l'ignorance.

Choix d'un Médecin.

Ainsi donc, lorsque malgré toutes les précautions que nous avons retracées dans le cadre étroit de notre modeste ouvrage, la maladie s'est déclarée, il faudra faire appeler le médecin de la famille, celui qui connaît vos dispositions, votre tempérament et qui sera en même de vous appliquer à coup sûr les remèdes que nécessitera votre maladie.

Faire choix d'un médecin au hasard c'est s'embarquer sur un navire sans pilote et sans gouvernail ; on doit, si c'est possible, être connu de lui ; on doit aussi le connaître, soit pour l'avoir vu à l'œuvre, soit pour avoir reçu sur son mérite des garanties sérieuses. Mais, ainsi que je l'ai dit, il y a danger à s'adresser aux empiriques qui usurpent le droit de soigner le public à son grand préjudice.

Notre ouvrage, sérieusement étudié et mis en pratique dans l'occasion, dispense presque toujours, par les conseils qu'on y puise, de faire appel aux soins du médecin, parce que la maladie, prise au début, est dissipée comme par enchantement.

Il faut donc, et je ne cesserai jamais de le répéter, se conformer strictement aux règles de l'hygiène et aux préceptes de la morale et de la religion : là seulement sont les bases solides du bonheur ici-bas. Pour être heureux, il ne s'agit pas de faire de soulèvements politiques et sociaux, il s'agit de combattre énergiquement les vices qui assiégent notre corps et avilissent notre âme. Aussi ai-je cru de mon devoir de m'adresser à la raison pour l'éclairer, la fortifier, t vous prémunir contre l'origine du mal.

L'homme n'a pas néanmoins à considérer son bien-être personnel, car il ne lui serait pas possible de trouver une complète satisfaction en dehors de ses semblables. Depuis quelque temps la bienfaisance a pris un immense accroissement; on s'occupe non-seulement de remédier au mal, mais encore de le prévenir en dissipant l'ignorance par la lumière de l'instruction universelle.

Progrès de l'instruction, source de prospérité.

De toutes parts l'intelligence humaine marche à grands pas et si l'on reproche à l'époque actuelle son mouvement rapide à travers le progrès, on ne peut nier la fécondité de son œuvre.

Il n'est pas d'instant où l'on n'arrache à la nature quelqu'un de ses secrets, et chacune de ses merveilles, inconnues jusqu'alors, est une victoire de la raison sur l'inerte matière. Chaque essai se marque par une marche ascendante et les hommes de génie que le talent a placés à la tête de toutes les diverses administrations entraînent l'humanité entière. Il faut donc s'instruire; nous en avons les moyens de tous les côtés. Partout s'établissent des écoles, depuis les hameaux les plus reculés jusqu'aux cités les plus bruyantes; partout se dressent des chaires d'où la science se répand à profusion; partout des auditeurs avides de lumière et de vérité se pressent à ces cours.

Ce développement de l'instruction intéresse l'hygiène au plus haut degré, car nul n'ignore que toutes les perfections apportées à l'art de bien soigner sa santé sont dues à la science et à ses progrès.

Rendons un juste hommage aux ministres, aux recteurs, aux inspecteurs d'Académie, aux inspecteurs de l'Instruction primaire, aux hommes qui consacrent leurs loisirs et leur vie au soin de l'éducation du peuple et auxquels la France doit ses immenses progrès. Ils peuvent compter sur mes sympathies comme sur les sympathies de tous ceux qui s'intéressent à l'instruction populaire.

———

Notre art de guérir, dû à sa simplicité, est attesté par des guérisons sans exemple et l'expérience confirme davantage ce que l'intelligence et le bon vouloir nous apprennent chaque jour.

D'ailleurs, si nous remontons à des temps plus reculés, nous trouvons des preuves de la vérité consolante que nous avons émise dans cet opuscule. Les praticiens qui ont mis en pratique quelques-uns des principes du système dépuratif ont obtenu un certain renom populaire, justifié par la guérison de maladies devant lesquelles la médecine classique se trouvait impuissante. Et encore ces guérisons étaient obtenues par un savoir étroit et auquel il manquait les lumières du bon sens pratique et de la saine raison éclairés par l'intelligence et le savoir.

M. le Curé de Bouloc a eu la douce joie, comme par un bienfait du Ciel, de voir, chaque jour, pendant trente ans, la confirmation de toutes les vérités que nous avons résumées dans ce livre.

Sa modeste demeure, dans le sombre et triste hameau de Bouloc qu'il avait choisi à cause de sa solitude, a été, pendant plus de trente ans, journellement envahie par les malades de plus de vingt départements et chacun emportait un baume de consolation et les guérisons se comptaient par milliers.

Grand nombre de ces malades avaient épuisé la science de la médecine sans aucun résultat satisfaisant, tandis qu'ils trouvaient à Bouloc, comme par enchantement, le retour à la santé.

Les cas les plus variés s'étaient présentés, des affections de la plus haute gravité, des maladies réputées incurables, toutes ont été soulagées ou guéries. Seuls, quelques malades qui avaient laissé prendre au mal de trop profondes racines, n'ont pu être guéris parce

que les organes étaient dans un état complet de dépérissement et qu'il ne nous est pas donné de produire
des miracles. Ces exceptions sont rares, et, à part
quelques-unes, tous ceux qui étaient allés demander
la santé à M. le Curé de Bouloc, dans sa modeste re-
traite, ont retrouvé le rétablissement complet ou par-
tiel de leur état maladif.

Il est donc sûr que notre méthode donne pouvoir à
tous de dompter la maladie et de repousser dans le
néant les maux qu'elle occasionne.

Ouvrez donc les yeux, malades et valétudinaires des
villes et des campagnes, l'heure du réveil a sonné;
sachez que la maladie n'est plus un mystère, ni la
guérison un dédale obscur; ouvrez les yeux, soulevez
le bandeau que l'ignorance et l'indifférence avaient
placé sur vos yeux et vous réaliserez de douces espé-
rances, auxquelles vous sembliez avoir renoncé en re-
couvrant la santé par vous-mêmes et à l'aide de nos
conseils.

Il y va de votre intérêt le plus cher, et ce qui doit
seconder fortement votre courage, c'est que le réveil a
commencé, que l'œuvre de la transformation retentit
avec un fracas continuel et que l'instruction progres-
sive nous force à secouer l'indifférence funeste qui
faisait de longs martyrs de la plupart d'entre nous.

L'art de guérir se simplifie et s'attache au penchant
naturel de notre conservation personnelle. Chacun
devient son propre médecin pour repousser la maladie
et rétablir la santé par une méthode aussi simple que
naturelle.

Telle est la révolution de l'hygiène intelligente préparée par les besoins toujours croissants des peuples et devenue la grande et noble occupation de tous ceux que guide l'amour de l'humanité et du but délicat de la mission que Dieu leur a confiée ici-bas.

Les lecteurs consciencieux qui voudront bien approfondir notre ouvrage et qui voudront bien nous suivre dans la marche que nous leur avons tracée, verront que la généralité des maux peut être prévenue toujours et que la maladie qu'on n'a pu éviter peut être guérie, à la condition de ne pas lui permettre de léser trop profondément les organes.

C'est donc avec une douce joie que je livre cet ouvrage au public.

Pauvre humanité souffrante, sors de ton état de torpeur, dissipe les ténèbres au milieu desquels tu erres comme un insensé ; ouvre les yeux et tu jetteras un cri de joie quand tu seras parvenu à dompter le monstre qui t'enlace. Ne t'épouvantes pas, lutte avec le calme de la certitude et, ayant l'instruction pour bouclier, tu emporteras une victoire dont les fruits se répandront de par le monde, comme la fumée bienfaisante d'un encens qui s'élève vers les nuées des cieux pour porter à l'Éternel l'hommage glorieux de notre amour.

Et vous savants, philantropes, hommes de génie et de progrès, bienfaiteurs perpétuels de l'humanité à laquelle vous prodiguez votre science, redoublez encore de zèle et dessillez les yeux de ceux que la routine ou l'indifférence tiennent encore endormis.

Combattons pour délivrer du mal ceux qui souffrent. L'amour de nos semblables nous y oblige.

Et vous encore, prêtres aimés de nos campagnes, instituteurs zélés qui comprenez si bien votre mission et qui vous acquittez si noblement des devoirs qui vous incombent, accueillez notre ouvrage à cœur ouvert, qu'il soit votre *vade mecum*; lisez-le attentivement et vous verrez que la médecine n'est plus un labyrinthe, ni la guérison une conjoncture!

Nous voulons vous aider, vous seconder, vous donner la main, augmenter la puissance que Dieu vous a remise, faire de vous des envoyés de Dieu qui, désormais, répandront la vie, la force et la santé là où règnent la maladie, le désespoir et le dépérissement.

Oui, Dieu qui vous a confié une mission difficile, nous permet aussi aujourd'hui de venir vous l'alléger, consoler, guérir, sécher les larmes, calmer la faim, lutter avec gloire contre la maladie et la mort, avoir entre vos mains une partie de la puissance céleste! être l'apôtre de la miséricorde de Dieu, le bienfaiteur de l'humanité! Comme votre cœur doit palpiter d'une douce émotion et que vous devez vous sentir grands, forts, heureux!....

———

Ma tâche est terminée et la seule récompense que j'ambitionne c'est d'avoir pu réussir à dévoiler les mystères de nos maux et les moyens d'y remédier par la médecine consolatrice de la nature et la bonne direction donnée à nos affections morales.

RECETTES, FORMULES

ET

PROCÉDÉS DIVERS.

Les Baromètres de la campagne.

Les paysans se passent fort bien de baromètres :
Pour eux, les pigeons sont à peu près les meilleurs indicateurs du temps. Quand ils se posent sur la couverture d'une grange, en présentant le jabot au levant, soyez assuré qu'il pleuvra le lendemain ; s'il ne pleut pas déjà pendant la nuit. S'ils rentrent tard au colombier, s'ils vont butiner au loin dans la

plaine, signe de beau temps. S'ils regagnent le logis de bonne heure, s'ils picorent aux environs de la ferme, pluie imminente.

Les pronostics des poules ne sont pas moins certains; quand elles se roulent dans la poussière, ou hérissent leurs plumes, signe d'orage prochain; même prophétie de la part des canards, quand ils se mettent à plonger, à battre des ailes et à se poursuivre joyeusement dans la mare.

Si, par un temps magnifique, le cultivateur voit sa vache lécher le mur de son étable, qu'il se hâte de rentrer son fourrage. La vache lèche le salpêtre que l'humidité de l'atmosphère fait suinter de la muraille; c'est de la pluie pour le lendemain.

Encore de la pluie si les abeilles rentrent longtemps avant le coucher du soleil et avec un maigre butin.

Toujours de la pluie lorsque les corbeaux sont éveillés de bonne heure, et qu'ils croassent plus qu'à l'ordinaire.

Quand, au contraire, les pierrots sont matineux et babillards, c'est du beau temps pour l'après-midi.

Les hirondelles volent-elles en rasant la terre, l'orage n'est pas loin; disparaissent-elles dans les nuages vous pouvez vous mettre en route. Quand le rossignol chante clair toute la nuit, on peut compter sur le beau temps le lendemain. C'est tout le contraire quand les grenouilles entament leurs concerts, quand les chouettes houhoulent et quand les bergeronnettes sautillent le long des fossés.

Ce ne sont pas seulement les animaux et les oiseaux qui indiquent le changement du temps aux habitants des campagnes.

Si , le matin , la lame de la faux reste sèche , bon signe ; si elle prend l'humidité , se teinte de bleu et de rose , c'est de la pluie à courte échéance.

Quand le batteur en grange voit son crible détendu et son fléau récalcitrant , pluie. Pluie également , lorsque les gerbes de blé et d'avoine pèsent plus qu'à l'ordinaire.

Le bûcheron qui va au bois consulte sa cognée , comme le faucheur interroge sa faux ; si la hache est nette et luisante , la journée sera belle ; mais si elle est terne et si le manche ne glisse pas dans la main , gare au bouillon de grenouille !

En automne, la gelée blanche indique la pluie, et la rosée le beau temps. Les chasseurs, du reste , savent cela aussi bien que les cultivateurs.

La lune est encore un excellent baromètre. Si Phébé est entourée d'un cercle blafard , c'est de la pluie ; si le cercle est rouge , c'est du vent ; si l'astre des nuits brille pur et lumineux , c'est du beau temps.

Si l'on demande maintenant dans quel livre le cultivateur a appris tout cela, on peut le dire. C'est un livre à portée de tout le monde : il a pour titre la nature, et Dieu pour auteur.

Autre Baromètre.

Voulez-vous avoir, et à moins de frais que ceux qui sont dans le commerce, un baromètre plus exact que ceux qu'on vend? Prenez 1/2 gr: de camphre, autant de sel ammoniac. Ce n'est pas cher comme vous voyez : dissolvez ces matières séparément dans de l'eau-de-vie pure, d'au moins 18 degrés, ce qui se fait promptement pour les sels, mais plus lentement pour le camphre.

Pour accélérer, chauffez au feu ou à l'eau chaude le petit pot dans lequel vous voulez obtenir la solution camphrée.

Ces matières dissoutes, mélangez-les dans un flacon oblong, de la forme des flacons d'eau de Cologne que vous fermez d'un bouchon et cachetez à la cire. Suspendez-le ensuite de manière à ce qu'il soit exposé au nord.

Les cristallisations qui se produiront à l'intérieur du flacon indiqueront très-fidèlement les changements de temps. La limpidité du liquide annonce le beau temps ; s'il vient à se troubler, c'est signe de pluie ; si la glace se forme au fond, l'air sera lourd ou il gèlera. La présence de petites étoiles dans le liquide présage la tempête ; de gros flocons pronostiquent le temps couvert ou la neige ; des filaments à la partie supérieure, le vent, de petites pointes, un temps humide ou nébuleux.

Hygiène.

Voici quelques principes d'hygiène qu'un savant docteur conseille de suivre pour les repas, si l'on veut que la nourriture profite au corps.

Dînez toujours, dit-il, si vous le pouvez, avec des gens réjouis. Les anciens, fidèles en cela à de bons principes d'hygiène, avaient des fous et des bouffons autour de la table pour provoquer le rire, la meilleure de toutes les choses pour la digestion. On est généralement porté à considérer le rire comme un simple mouvement instinctif; c'est une erreur: il forme une de nos plus importantes fonctions, non-seulement en élevant les esprits, mais en fortifiant les nerfs, en chassant la bile, et établissant une circulation salutaire du sang et, comme nous venons de le dire, en aidant à la digestion. Le dicton populaire qu'on entend répéter souvent, quand on a bien ri : « Je viens de me faire un verre de bon sang » est donc vrai; aussi entretenez toujours la joyeuse humeur à votre table; gardez-vous y de toute discussion irritante, bannissez-en toute controverse.

Ne vous mettez jamais à table quand vous êtes en colère; tout ce que vous mangeriez vous semblerait mal préparé, votre digestion serait mauvaise. Ne vous mettez pas à table non plus quand vous êtes échauffé par la marche ; attendez que le calme soit revenu dans votre sang. Ne vous querellez jamais à table, une femme, par exemple, qui choisit ce moment pour chercher noise à son mari le rend bilieux et se prédispose elle-même à une maladie de foie. Un vieil auteur prétend qu'une querelle en mangeant est tout aussi bonne pour l'estomac que si l'on avalait une pelotte garnie d'épingles.

L'exercice après le repas trouble la digestion. Prenez une heure de repos complet en restant à table.

Terminez votre dîner en mangeant une petite croûte de pain. Cela aide à la digestion et nettoie les dents beaucoup mieux que n'importe quel dentifrice contenu dans un rincement.

Si vous êtes d'une constitution chétive ou fragile, mangez quand vous avez faim, c'est-à-dire souvent, et peu à la fois ; mangez lentement ; mâchez bien ; pour cela il est nécessaire de tenir ses dents en très bon état ; buvez doucement et pas trop souvent, surtout à dîner. Ne mangez jamais ce qui ne vous plaît pas. Faites des repas réglés et à des heures réglées.

Remède contre les piqûres de certains insectes ailés.

On nous permettra de rappeler un excellent préservatif qui garantit contre les suites souvent dangereuses que peuvent avoir les morsures de ces insectes

(cousins, mouches, etc.). Ce remède, c'est l'*acide phénique.* L'application de ce liniment dissipe pour ainsi dire à l'instant même les douleurs cuisantes des piqûres de cousins ; l'inflammation se calme, le danger du charbon disparaît, et peu après la peau, qui était enflée, revient à son état normal.

Radis.

Pour obtenir rapidement des radis, il faut faire tremper la graine dans l'eau pendant vingt-quatre heures ; la mettre toute mouillée dans un petit sachet et l'emporter ainsi au soleil. Au bout de vingt-quatre heures la graine germera. Semant alors dans une caisse remplie de terre bien fumée et arrosant de temps en temps avec de l'eau tiède, en très-peu de jours les radis seront bons à manger.

Mois de Février.

On recommande à cette époque de l'année une nourriture fortifiante et des boissons toniques ; c'est le moment de la sève du renouveau dans toute la nature, et il est bon, surtout pour les personnes qui ne sont plus de la première jeunesse, de ne rien prendre qui soit débilitant.

Mastic à froid pour greffer.

On fond cinq parties de poix blanche et lorsqu'elle est fondue et pas trop chaude, on y verse une partie d'esprit de vin et l'on remue jusqu'à ce que la poix commence à se refroidir. Si elle est encore trop épaisse, on y ajoute encore de l'esprit de vin, et, dans le cas contraire, de la poix.

Elle conserve la consistance de la poix fondue, s'étend facilement, et couvre parfaitement les plaies faites aux arbres. Elle durcit à mesure que l'esprit de vin s'évapore, et il en faut bien moins que lorsqu'on chauffe la poix avec d'autres ingrédients, comme la cire, le suif, etc.

Nouveau Traitement de l'Epilepsie.

Un employé d'usine à gaz, homme d'un âge mur, était épileptique depuis l'enfance. Après quelque temps de séjour dans l'usine, les accès disparurent et l'employé fut complètement guéri. Ce fait raconté depuis à un épileptique et à son médecin, M. le docteur Siry, les engagea à essayer des émanations d'une usine à gaz. En dix-huit mois, le malade fut en proie à vingt-sept crises épileptiques; il s'assujettit à aller

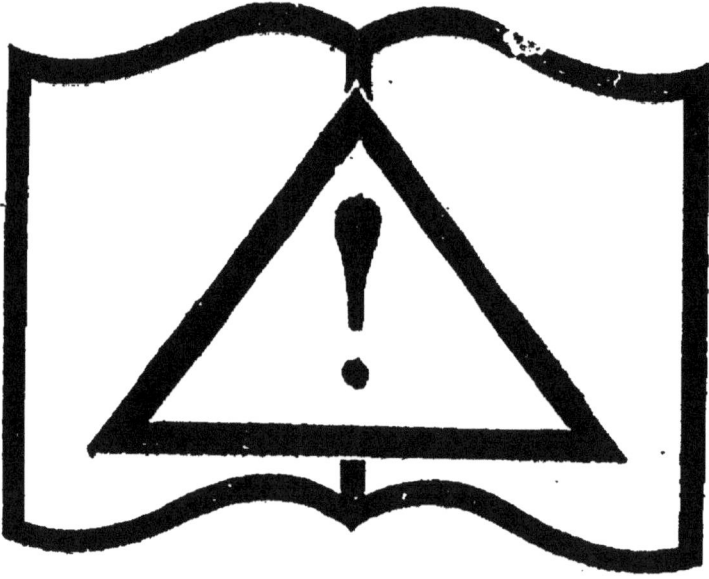

PAGINATION DECALEE

passer chaque jour quatre heures auprès des dépura-
teurs de l'usine à gaz de Courcelles. Combien de
temps y alla-t-il? Nous l'ignorons; mais ce que l'on
donne comme certain, c'est que les crises ont entièrement cessé. Cette découverte, si des expériences
nouvelles viennent la confirmer, serait un grand
bienfait. On a déjà éprouvé que les émanations d'une
usine à gaz sont souveraines pour guérir la coqueluche en très-peu de temps.

Boissons d'été (DOISSON RAFRAÎCHISSANTE).

Faire bouillir une poignée d'avoine dans un litre
d'eau. La décoction faite, passer le liquide et servir
chaud avec du sucre et quelques gouttes de rhum.
C'est un désaltérant précieux et un cordial véritable,
possédant un goût exquis.

Boisson d'été (LA BIÈRE).

La bière contient, outre du sucre et de l'alcool, de
l'acide ascétique, un principe aromatique, une base
végéto-animale très-abondante. Pour qu'elle soit

bonne, il faut qu'elle soit claire, limpide, fraîche, un peu amère, peu douceâtre et très-peu mousseuse. Si elle s'aigrit par trop de ferment, on en retire du vinaigre.

C'est une boisson salutaire, nourrissante, qui excite légèrement les fonctions digestives et la sécrétion urinaire. C'est le meilleur des apéritifs.

On la recommande aux jeunes gens débiles, aux jeunes filles chlorotiques, aux jeunes dames anémiées. Bien des médecins la prescrivent beaucoup aux femmes nerveuses à qui le vin répugne.

Pendant les chaleurs de l'été, préférez-la aux glaces et aux sorbets, en ayant soin, toutefois, de vous en abstenir si vous êtes en sueur et si la digestion n'est pas terminée. Pendant le choléra, c'est encore le véhicule qui permet le mieux l'administration des remèdes, la tisane la plus supportable pour l'estomac. L'expérience l'a prouvé.

Les infusions de houblon remplacent avantageusement celles de centaurée et de camomille.

Liqueur de Genièvre.

Dans un litre d'eau-de-vie blanche, faire infuser pendant deux jours un grand verre de baies de genièvre vertes, la moitié d'un citron et une pincée de safran. Au bout de deux jours, le passer dans un

linge et mêler le tout à un sirop fait avec trois-quarts
de livre de sucre par litre.

Punch fin et bon.

Prenez la moitié d'une noix muscade pour deux
litres ; pour deux centimes et demi de canelle, la
moitié d'un citron coupé à tranches ; mettez le tout
ensemble dans deux litres de bonne eau-de-vie ; mettez 400 gr. de sucre sur deux tringles et tenez-le
arrosé avec l'eau-de-vie. Lorsque l'eau-de-vie a
cessé de brûler le punch est fait.

Cognac.

Pour deux litres de cognac, mettre 35 gr. de bon
thé de Chine, 3 gr. de fleurs de sureau, 200 gr. de
sucre bonne qualité. Faire bouillir le tout dans un
demi-litre d'eau. Lorsqu'elle a diminué de moitié,
filtrer à travers un linge et mettre dans l'eau-de-vie.

Sirop de Gomme.

Prendre 35 gr. de gomme arabique pour un litre et

faire fondre sur le feu dans un litre d'eau. Lorsque la gomme est fondue, mettre 750 gr. de sucre dans cette eau. Quand le sirop est cuit, c'est-à-dire quand il prend aux doigts, on le passe à travers un linge en le mettant en bouteilles. La parfumer avec vanille, ou eau de fleurs d'oranger, etc.

Sirop de vinaigre.

Mettre 750 gr. de sucre dans un litre d'eau et le faire bouillir jusqu'à ce que le sirop soit fait ; mettre un verre de bon vinaigre bien coloré ; laisser bouillir une demi-minute et le sirop est fait.

Sirop de framboises, de citron, etc.

Pour le sirop de framboises et de groseilles, faire la même chose.

Pour le sirop de citron, faire aussi la même chose et mettre le jus de trois ou quatre citrons à la place du verre de vinaigre, de framboises ou de groseilles.

Eau de Cologne.

Prenez :
8 gr. d'essence de bergamotte.

8 gr. d'essence d'orange.

4 gr. d'essence de citron.

4 gr. d'essence de cédrat.

1 gr. d'essence de romarin.

4 gr. de teinture d'ambre.

4 gr. de teinture de benjoin.

1 gr. de néroli.

Mélangez le tout dans un litre d'alcool très-pur et au degré le plus élevé que vous pouvez trouver. Laissez les essences se bien dissoudre dans l'esprit de vin, c'est-à-dire attendez vingt-quatre heures et vous aurez un litre d'eau de Cologne supérieure. Que si, au lieu d'un litre d'alcool, vous vous contentez d'une bouteille de trois-quarts de litre, vous aurez une eau extra-supérieure.

Ce litre revient à 3 fr. ou 3 fr. 50.

L'eau de Cologne ne s'emploie qu'à parfumer le mouchoir des élégantes ; elle remplace très-avantageusement les vinaigres de toilette.

Liqueur de la grande Chartreuse.

Essence de mélisse citronnée, 2 gr.

Essence d'hyssope, 2 gr.

Essence d'angélique, 10 gr.

Essence de menthe anglaise, 20 gr.

Essence de muscade, 2 gr.

Essence de girofle, 2 gr.

Alcool plus ou moins rectifié , 2 litres.

Sucre en quantité suffisante.

On colore en jaune ou en vert. La couleur jaune s'obtient en ajoutant une grosse pincée de safran aux essences ci-dessus.

Se défier de la couleur verte ; elle contient parfois des matières nuisibles à la santé ; la couleur jaune est inoffensive, parce qu'elle est donnée par un végétal et non par un minéral.

Danger du Plomb.

Nous ne parlons pas du plomb de fer. Il est dangereux de nettoyer les bouteilles avec du plomb de chasse, parce que quelques grains pourraient rester au fond et que le contact du plomb avec les liquides produit un sel appelé carbonate de plomb qui occasionne des empoisonnements ou des maux de ventre insupportables, suivant la quantité de liquides qu'on aurait absorbée.

Manière de faire le chlore.

Dans un litre d'eau , mettez 28 gr. de minium en poudre , 45 gr. d'acide sulfurique et 80 gr. de sel gris ; agitez fortement la bouteille pendant 1/4 d'heure. Bouchez avec soin et mettez-la à l'abri de la lumière.

On l'ouvre quelques instants quand on veut purifier l'air.

Soins et améliorations à apporter au vin.

Vin bleu.

Parfois le vin prend une couleur bleuâtre qui le dé-
précie ou qui fait qu'on ne le boit pas avec plaisir. On
corrige ce défaut en ajoutant dans la barrique où se
trouve le vin la quantité suffisante d'acide tartrique,
afin de rétablir la nuance naturelle.

Vin trouble.

Par suite d'une fermentation provenant d'une cause
inconnue ou qu'on ne peut éviter et qui fait monter
la levure dans le liquide, les vins se troublent. Il
faut, dans ce cas, les éclaircir au moyen d'un sou-
frage, ce qui arrête la fermentation, les fouetter
ensuite soit avec de la colle ou des blancs d'œufs pour
arrêter les matières en suspension.

Acidité des vins.

Il est facile d'enlever cet excès d'acide acétique,
vulgairement appelé vin aigre, en se servant d'un
soufflet à long tuyau plongeant presque au fond de la
barrique et en soufflant fortement.

On peut encore y ajouter du tartatre neutre de potasse qui produit toujours d'excellents résultats.

Manière de coller les vins.

On colle les vins de la manière suivante :

Pour une barrique de 220 bouteilles, prenez 5 gr. de colle de poisson, faites bouillir dans deux litres d'eau et laissez réduire aux deux tiers. Pendant ce temps, battez neuf blancs d'œufs jusqu'à ce qu'ils deviennent écumeux et mêlez avec la colle devenue tiède; ajoutez un demi-verre de sel gris, agitez en introduisant le mélange dans la barrique; on fouette vigoureusement; on laisse reposer pendant quinze jours et, après ce temps, on transvase ou l'on met en bouteilles.

Cuisson des légumes.

Nous entendons dire bien souvent que les légumes ne cuisent pas et cela est vrai. Dans l'ignorance où sont encore certaines ménagères sur les moyens de les rendre cuisants, les légumes sont dédaignés ou vendus à vil prix. C'est une erreur grave qu'il faut se hâter de dissiper, car la faute n'est pas aux légumes, mais à l'eau. Pour rendre cette dernière propre à cet effet, il faut y mêler un gramme et demi de carbonate de soude pour un litre d'eau.

Quelquefois il suffit de jeter dans l'eau une bonne pincée de feuilles d'oseille ; mais, si ce moyen n'est pas suffisant, il faut se servir de celui que nous avons indiqué en commençant.

Champignons.

Afin de détruire le principe vénéneux des champignons, il faut simplement les faire macérer pendant deux heures dans de l'eau à laquelle on aura ajouté de la soude ou de la potasse. L'eau ainsi additionnée de l'un de ces deux alcalis s'empare du principe vénéneux et rend les champignons totalement inoffensifs.

Contre-poison du vert-de-gris.

La capricieuse mode fait renaître aujourd'hui l'usage de se servir de vases en cuivre et certaines ménagères indifférentes, pour ne pas dire paresseuses, ne les tiennent pas bien nettoyés et laissent s'y loger du vert-de-gris. De là résultent des empoisonnements. Immédiatement, il faut employer le contre-poison suivant : faire dissoudre dans un verre d'eau un blanc d'œuf qu'on aura battu et délayé à l'avance ; bien remuer quand il est dans le verre et faire boire avant de laisser reposer. Le malade devra ainsi en prendre plusieurs si cela est utile. En général, deux ou trois suffisent.

Moules.

Ce mets délicieux a quelquefois des qualités malfaisantes qu'on peut détruire facilement de la manière suivante : il s'agit simplement de les baigner pendant six heures dans de l'eau de fontaine non salée et de la renouveler toutes les heures ; les moules se dégorgent et rejettent toutes les matières nuisibles qu'elles peuvent parfois contenir. Afin d'enlever tout danger et de les rendre plus digestives, on fera bien d'ajouter un filet de vinaigre à leur assaisonnement.

Conservation des œufs.

On peut indéfiniment conserver les œufs au moyen du procédé suivant : on prend une pierre de chaux vive du poids environ d'un kilogramme que l'on fait éteindre et dissoudre dans six litres d'eau ; quand la chaux est bien dissoute, on couvre le vase et quinze ou vingt heures après on verse doucement dans un autre vase où l'on a eu soin de mettre les œufs que l'on veut conserver, jusqu'à ce qu'ils soient bien couverts. On retire au fur et à mesure qu'on veut s'en servir.

Conservation de la Viande.

Quand, dans l'été, on se trouve loin de la boucherie et qu'on va à la ville faire les provisions de viande pour plusieurs jours, il n'est guère possible de conserver la viande; elle se gâterait promptement si le moyen suivant ne permettait pas de la conserver aussi bonne et aussi fraîche que le premier jour pendant dix ou douze jours et quelquefois plus longtemps.

On coupe la viande en tranches assez épaisses qu'on recouvre de poudre fine de charbon de bois, d'une épaisseur assez forte pour empêcher le contact de l'air avec la viande. Quand on veut la manger on sort la poudre et on lave la viande.

Conservation du Lard.

Pour empêcher le lard de rancir on emploie le procédé suivant :

On le laisse dans le sel pendant vingt jours ; après cela, on le sort et l'on promène dessus une pelle à feu rougie ; ensuite, on étend au fond d'une caisse une couche épaisse de foin bien préparé, on y place le lard que l'on recouvre d'une nouvelle couche de foin. On peut superposer indéfiniment les pièces de lard.

Moutarde.

Faites bouillir du moût de raisin blanc ou noir, indifféremment, à petit feu et jusqu'à réduction de moitié; quand le moût est bien cuit, retirez du feu et mettez-en deux litres, dans une soupière ou tout autre vase, en ayant soin d'y saupoudrer de temps en temps une livre de farine fraîche de moutarde.

Si vous voulez l'avoir bien fraîche, faites-la moudre par votre pharmacien en votre présence. Après qu'elle est bien refroidie, mettez dans des pots, en ayant soin d'y introduire un filet de vinaigre très-fort avant de boucher. Il ne faut pas oublier qu'on ne doit jamais mêler la moutarde au moût quand il est sur le feu, mais seulement après qu'on l'a retiré du feu.

Cornichons.

Pour la conservation des cornichons et de leur cou-leur verte, on emploie le moyen suivant :

Prenez quatre ou cinq kilogr. de cornichons bien

petits ; essuyez-les ou brossez-les bien , coupez le bout
de la queue et faites-les tremper dans un plat d'eau
avec un demi-verre de sel commun ; remuez de temps à
autre avec précaution ; après vingt heures, jetez l'eau et
versez dessus quantité suffisante de vinaigre bouillant;
recouvrez et laissez infuser ainsi autres vingt heures.
Au bout de ce temps, retirez le vinaigre que vous
faites bouillir dans un vase de cuivre non étamé et
où vous jetez les cornichons ; au moment de l'ébullition , et après les avoir bien remués, retirez-les et
laissez refroidir. Mettez alors dans les pots où vous
devez les garder , ajoutez-y : estragon , petits oignons,
piments , ail ; remplissez les pots de vinaigre, de
manière que tout baigne et couvrez avec précaution.
Ils peuvent être servis au bout de douze jours.

Deuxième Méthode.

Il est un moyen bien plus simple : c'est de saler les
cornichons comme ci-dessus après les avoir bien bros-
sés ; de les faire égoutter de même et de les mettre
dans le vinaigre à froid. Seulement, ils ne conservent
pas leur couleur verte , mais ils sont aussi bons.

Confitures de Raisin.

Choisissez du raisin bien bon et bien mûr ; égrenez
et retirez les pepins; faites cuire pendant une heure et

deimc ou deux heures et ajoutez 250 grammes de sucre par livre de raisin ; après y avoir mis le sucre , laissez sur le feu une demi-heure et mettez les confitures dans les pots où vous voulez les conserver.

On peut y ajouter des prunes , des coings, des poires coupés en tranches et des morceaux de melons.

Confitures de Groseilles.

Vous aurez le soin de bien les écraser et de faire écouler le jus à travers un linge ou un tamis ; ensuite vous pèserez le jus et vous ajouterez un kilog de sucre par livre de jus. On laisse reposer au frais pendant vingt-quatre heures et on remue de temps à autre. On verse ensuite dans de petits pots ; on recouvre avec précaution et on les tient au frais pour éviter toute espèce de fermentation.

Confitures de Framboises.

Prenez telle quantité de framboises que vous voudrez et ajoutez-y un quart de groseilles blanches ; écrasez fortement et passez à travers un linge ; ajoutez 500 gr. de sucre par 500 gr. de fruits et faites bien cuire en ayant soin de bien écumer ; sortez du feu au bout d'une demi-heure , ou plutôt lorsque vous voyez que la confiture est faite ; laissez refroidir et mettez en petits pots.

Confitures de Cerises.

La confiture de cerises se fait de la manière suivante : On prend six livres de cerises dites bigarreaux, bien mûres, une livre de groseilles préparées comme nous avons dit et 250 grammes de jus de framboises ; on fait bouillir et l'on a le soin d'écumer; après demi-heure d'ébullition, ajoutez 375 grammes de sucre par livre de jus ; laissez encore bouillir vingt minutes, retirez du feu et mettez en pots.

Gelée de Coings.

On prend des coings bien mûrs ; coupez-les par morceaux minces ; ôtez les cœurs et jetez dans l'eau au fur et à mesure ; mettez ensuite sur le feu avec juste assez d'eau pour qu'ils baignent à l'aise ; on doit faire cela assez vite ; quand on sent qu'ils s'amollissent sous le doigt, on les retire et on les place sur un tamis au-dessus d'un plat. On pèse le jus et on ajoute la même quantité de sucre. On fait cuire de nouveau et on retire quand la gelée se répand en nappes autour de l'écumoire ; on filtre encore à travers une passoire et l'on met en pots.

On ne doit jamais peler les coings ; la peau donne un goût plus parfumé et une couleur plus belle.

Soins à donner aux barriques vides.

Quand on a des barriques vieilles et qu'on les a vidées, il faut immédiatement les laver à l'eau froide jusqu'à ce qu'elle sorte bien claire, y brûler un pouce de mêche soufrée, remettre la bonde, de manière à ce qu'elle bouche aussi hermétiquement que possible, et replacer la barrique en ayant soin de bien mettre la bonde en dessous.

Si l'on veut faire usage de barriques neuves, il faut d'abord les laver à l'eau froide et les échauder ensuite avec de l'eau salée et bouillante. On remue la barrique en tout sens pour que tout l'intérieur soit mouillé; on laisse reposer deux heures environ et puis l'on fait sortir l'eau. Après cette opération, on rince encore avec deux litres de vin, on laisse reposer dix minutes; on fait écouler ensuite et l'on brûle une demi-mêche soufrée.

Si l'on ne doit pas se servir tout de suite de la barrique, il faut avoir la précaution de la placer dans un endroit non humide après l'avoir bien bouchée.

Soutirage du vin en bouteilles.

Le vin en bouteilles se perfectionne et se conserve plus longtemps qu'en futailles; mais la question capitale est de savoir reconnaître à quel âge et quelle époque il faut le soutirer. On le reconnaît lorsqu'il n'est ni âpre ni en fermentation. Il est des crûs, comme par exemple ceux de Perricard, de Thézac, de Parnac, de Luzech et d'Albas qui, après six ou sept ans, laissent au palais un goût d'âpreté qui force de les garder encore plus longtemps en futailles. On peut leur enlever ce défaut par un fouettage avec le blanc de douze œufs par barrique. On laisse reposer vingt jours, puis l'on tire en bouteilles.

Il faut avoir la précaution de ne tirer le vin en bou-teilles qu'en temps convenable, c'est-à-dire par un temps frais, résultant d'un vent du nord, ou par froid beau et sec. Celui que l'on soutire par un temps chaud ou humide, par un vent du midi, par un temps humide ou orageux, ou encore à l'époque du travail de la vigne, est sujet à perdre de sa limpidité, tout en déposant d'une manière considérable.

Bien que cette opération paraisse être d'une grande simplicité, il est cependant utile de prendre des pré-cautions assez minutieuses afin d'arriver à un résultat complétement satisfaisant et voici ce que nous conseil-lons : 1° On doit percer la barrique avec soin et le plus bas possible, afin de n'être pas obligé de la soulever quand le vin ne coule plus que bien lentement ; on doit ensuite y placer le robinet ouvert, afin que l'air qui s'y trouve ne fasse pas un passage à travers le liquide, ce qui le troublerait ; on doit aussi enfoncer le robinet sans le frapper si cela est possible, ce qui pourrait troubler le vin en soulevant la lie ;

2• Les bouteilles doivent être rincées avec de l'eau de lessive et bien nettoyées avec de l'eau fraîche ; on les laisse ensuite égoutter pendant une heure et on les remplit ensuite jusqu'à 5 centimètres de l'ouverture pour laisser, entre le vin et le bouchon, un intervalle convenable ;

3° Les bouchons doivent être de bonne qualité et le moins poreux possible; si l'on veut qu'ils servent plu· sieurs fois, on doit les acheter bien longs; dans ce cas, on ne les enfonce qu'à moitié et quand on veut déboucher la bouteille on peut le faire sans tire-bouchon.

Si l'on se sert de bouchons courts, on doit les gou-dronner pour les garantir de l'humidité, de la piqûre des insectes et du ravage des souris.

On ne doit pas oublier qu'il est bon de tremper les bouchons dans du vin au moment de s'en servir, mais non longtemps à l'avance, comme on a encore la mauvaise habitude de le faire; si on les trempe trop longtemps, le liége, qui se trouve gonflé au moment où l'on s'en sert, finit par se dessécher avec le temps et ne bouche plus aussi bien, tandis qu'au contraire, lorsqu'il est employé sec, il se gonfle peu à peu et bouche parfaitement.

4° Comme après quelque temps de bouteilles les vins rouges forment un dépôt très-abondant, on doit les transvaser quand on veut les mettre sur la table, et les déboucher à l'aide d'un tire-bouchon à tourni-quet ou à levier, afin de ne pas agiter le dépôt.

Propriété particulière à chacun de nos aliments.

Végétaux.

Les aliments farineux doivent être cuits, et, la preuve, c'est que lorsqu'on les soumet à la cuisson, on les voit se gonfler beaucoup, opération qui est due à la présence de la fécule qui absorbe l'eau ; conséquemment, si on les mange avant qu'ils soient parfaitement cuits, le gonflement se produit dans l'estomac et forme des gaz qui font beaucoup souffrir ; il est vrai que tous les féculents n'occasionnent pas ce dérangement, dont l'effet provient du mucilage qu'ils renferment; le blé n'en contient pas du tout, tandis que le haricot en renferme considérablement : voilà pourquoi il donne des vents.

Pain.

Le pain de blé est plus nourrissant que le pain de seigle et le pain de maïs, parce qu'il contient du gluten en plus grande quantité. La mie est plus nourrissante que la croûte, parce qu'elle renferme plus de fécule.

Pomme de Terre.

La pomme de terre est un des aliments dont la digestion est plus facile; elle doit être préférée à tous les autres légumes, à la condition qu'elle soit bien parvenue à son point de maturité. Elle contient beaucoup de fécule, environ le quart de son poids.

Fèves, Lentilles.

La fève, mangée fraîche, forme une nourriture très-légère; mangée mûre et en purée, elle a une qualité plus nutritive. Il en est de même de la lentille.

Haricots.

Il donne des gaz, parce qu'il contient beaucoup de mucilage. Mangé en purée, comme la fève, il n'incommode pas et a des propriétés rafraîchissantes.

Châtaignes.

La châtaigne forme encore la base de certaines con-

trées de la France et est un aliment léger et très-
nourrissant, à la condition expresse qu'elle soit
parfaitement cuite dans l'eau. Dans le cas contraire,
elle gonfle l'estomac et donne de légères indispositions.

Riz.

Le riz doit être bien cuit et crevé avant d'être
mangé; à cette condition seulement, c'est un aliment
léger et très-nourrissant, en ce sens qu'il renferme
beaucoup de fécule.

Viandes.

En général, les viandes rôties sont les meilleures
et celles que l'on conseille toujours aux personnes qui
ont besoin d'être bien nourries; la viande rôtie doit
son goût délicieux à ce que la cuisson s'est faite dans
son propre jus et qu'elle n'a perdu aucune de ses
propriétés nourrissantes, ni de sa saveur.

Bœuf.

La viande de bœuf rôtie est l'aliment le plus nourrissant, à la condition qu'elle soit peu cuite; elle

active les fonctions digestives et restaure le corps plus promptement que tout autre aliment ; seulement, il ne faudrait pas en manger continuellement, par la seule raison qu'étant trop nourrissante, elle pourrait occasionner des indispositions qu'il est bon d'éviter.

Mouton.

La chair de mouton est presque aussi nourrissante que celle de bœuf ; elle contient moins de jus et doit aussi être peu cuite.

Porc.

La chair de porc fraîche est très-nourrissante, mais elle est un peu plus difficile à digérer.

Elle demande par sa nature des excitants et des épices qui en facilitent la digestion.

Il est bon de ne pas en faire un trop long usage.

Poissons.

Les poissons appelés animaux à chair blanche se digèrent promptement sans peser sur l'estomac, mais à la condition d'être bien cuits, surtout le goujon, la jeune carpe, le cabos, le barbeau, le brochet et le mulot. Il faut toujours préférer les poissons de rivières à ceux des étangs, par la raison que la chair de ces derniers est indigeste.

Quelques personnes accordent leur préférence aux poissons gras; elles ont tort, car leur chair est plus difficile à digérer. La chair de la carpe trop grasse, de l'anguille et de la lamproie sont aussi de difficile digestion.

Œufs.

Les œufs sont un aliment nourrissant et qui conviennent surtout aux convalescents, aux enfants, aux femmes et aux gens sédentaires. Quand ils sont cuits à l'état dur, ils sont peu nourrissants et d'une longue digestion. Le jaune est très-nourrissant, surtout quand il est peu cuit.

Ils doivent être parfaitement frais, et on reconnaît qu'un œuf n'est plus frais quand, mis dans l'eau, il surnage, parce que l'eau s'est évaporée à travers les pores de la coquille et qu'il y est entré de l'air à la place, ce qui même dans ce cas, ne tarde pas à putréfier l'albumine ou le blanc et à amener sa décomposition en hydrogène sulfuré, qui se reconnaît à son odeur d'œuf pourri.

Lait, Beurre, Fromage.

Le lait, quoique moins nourrissant que les œufs, convient aussi aux femmes, aux enfants, aux gens sédentaires et aux convalescents.

Quelquefois, des personnes habituées à prendre du lait depuis longtemps, sont étonnées d'éprouver parfois des goûts différents ou des effets purgatifs. Cela ne doit point les étonner, car la nourriture de l'animal influe sur la composition et les effets du lait. C'est ainsi, par exemple, que celui des vaches est amer quand elles ont mangé de l'absinthe, ou qu'il est purgatif quand elles sont nourries de la plante appelée gratiole.

Il est aussi quelques personnes dont l'estomac ne peut digérer le lait, parce que le suc gastrique de l'estomac est trop acide et coagule le lait. Dans ce cas, on doit, pour éviter cet inconvénient, ajouter un gramme et demi de bicarbonate de soude par bol de lait.

Pris avec du chocolat ou du café, le matin, il forme un déjeuner des plus hygiéniques, quand le café ou le chocolat sont de bonne qualité.

On le conserve, soit en le plaçant dans un lieu très-froid, afin d'empêcher la fermentation, soit en le faisant bouillir deux fois par jour, soit en y ajoutant une pincée de bicarbonate de soude (1 gr. et demi environ), soit enfin en le concentrant par l'évaporation de l'eau.

Le beurre, qui est la réunion de toutes les petites bulles de graisse que contient le lait, se conserve par la salaison ou par la cuisson. Il est employé, dans le nord surtout, comme assaisonnement en cuisine, et comme la graisse, il fait partie des provisions du ménage.

Le fromage, qui n'est autre chose que du lait coagulé, a été, de tout temps, considéré comme condiment digestif et complément indispensable d'un repas. On doit en acheter peu à la fois, si l'on en fait pas une consommation quotidienne assez considérable, parce qu'il durcit trop vite.

On conserve le fromage, dit de Roquefort, dans une assiette ou un plat à découvert, au fond desquels on a eu la précaution de mettre du papier. Au bout de quelque temps, les vers blancs qui s'y sont développés tombent sur le papier jusqu'à ce qu'il n'en reste plus aucun. On peut ainsi le conserver indéfiniment, sans avoir à redouter la réapparition de ces petits insectes.

D'autres personnes aiment le fromage gras roussi. Voici le moyen d'y parvenir en peu de jours : Vous prenez 250 à 500 gr. de fromage que vous enveloppez dans un chiffon de toile mouillé ; vous mettez dans une soupière et vous couvrez avec soin ; vous mouillez ainsi le chiffon une fois par jour et vous remettez dans la soupière. Au bout de huit à dix jours, vous obtenez une couleur bronzée et un fromage succulent.

Conservation des Fruits.

La conservation des fruits est une question d'autant plus importante, qu'on n'y réussit que très-rarement.

On doit d'abord les cueillir lorsqu'ils sont à demi-mûrs, par un temps très-sec et avoir la précaution de bien remarquer qu'ils ne soient pas attaqués par les vers ou les insectes. On doit ensuite les placer dans un endroit frais, sur de la paille ou des planches de sapin, en ayant soin qu'ils ne se touchent pas.

Les fruits qui se conservent le mieux sont les pommes et les poires. Les pêches ne se conservent que très-difficilement et, le seul moyen qui ait réussi jusqu'à ce jour, est celui qui consiste à les mettre en confitures ou en sirops. On a bien, dans ces derniers temps, essayé d'un moyen qui a parfois réussi, mais qui n'a pas produit tout le résultat qu'on espérait. Il consiste à faire éteindre de la chaux, dans laquelle on a versé cinq à six gouttes de créosote; on écrase ensuite la chaux éteinte que l'on mêle avec du charbon en poudre. On enveloppe avec soin les pêches dans cette poudre et on les place si l'on veut, ainsi bien enveloppées, par couches successives.

Manière de transformer le goût des fruits sur l'arbre.

Pour transformer le goût des fruits sur l'arbre on opère de la manière suivante :

Avec une grosse aiguille à tricoter on les pique de .plusieurs trous assez profonds et on les plonge aussitôt dans un vase, contenant la liqueur qu'on a choisie d'après le goût qu'on veut leur communiquer.

La liqueur est immédiatement absorbée par les trous et elle est allée se loger dans l'intérieur du fruit. On doit renouveler l'opération pendant quatre fois, à trois jours d'intervalle ; ensuite, on laisse mûrir le fruit ; de cette manière, on peut donner aux fruits d'un même arbre autant de goûts différents que l'on veut, suivant la quantité de liqueurs dont on peut disposer.

Moyen d'avoir des Noix et des Noisettes vertes toute l'année.

Ce moyen consiste à les mettre tremper dans l'eau froide pendant huit jours, en ayant le soin de changer l'eau tous les deux jours. L'amande se gonfle et la peau s'enlève facilement. Non-seulement elles sont meilleures, mais leur qualité est parfaitement rétablie.

Propriét particulières des plantes les plus connues

Absinthe.

L'absinthe en infusion, soit dans l'eau, soit dans du vin blanc froid, augmente les forces et ranime les fonctions digestives.

Ail.

L'ail, pris à l'intérieur, excite, anime et est bon contre la fièvre et les vers; on le fait manger aux enfants aux nouvelles lunes et les grandes personnes doivent, de temps à autre, en manger au repas principal, absolument comme l'on mange les cornichons ou les radis. Son suc est employé contre les cors.

Angélique.

L'angélique est une plante excitante; elle est employée dans la liqueur Raspail; elle ranime les fonctions de l'estomac.

Anis.

L'anis vert est excitant, il chasse les vents, stimule et fait digérer.

Aigremoine.

C'est une plante tonique astringente ; on l'emploie, à la dose de 30 grammes pour un demi-litre, dans les hémorragies, les diarrhées, les fièvres typhoïdes.

Artichaut.

L'artichaut est bon contre les rhumatismes, la fièvre, la jaunisse et les affections du foie.

Asperge.

L'asperge est une plante diurétique qui augmente la quantité d'urine et facilite, par conséquent, le cours des humeurs. On l'emploie donc dans la gravelle, la goutte et les hydropisies.

Badiane.

La badiane, ou anis étoilé, se prend en infusion comme le café, après les repas, pour chasser les vents et fortifier l'estomac. Son goût est délicieux.

Bouillon blanc.

Le bouillon blanc est une plante adoucissante qui délaie le sang et le rend moins excitant. Elle est employée dans les rhumes, les inflammations, les bronchites et les irritations de poitrine.

Bourrache.

La bourrache, qu'on a appelée quelque part le thé français, rafraîchit, dépure les humeurs et fait uriner.

Bryone.

La bryone, ou vigne blanche, est une plante purgative qui provoque les évacuations alvines et combat la constipation. Elle est employée dans les hydropisies, la manie, les maladies de foie, les fluxions, la goutte et les rhumatismes, en infusion de 8 gr. par dose purgative.

Buis.

L'écorce du buis est employée comme plante sudorifique et est bonne contre les rhumatismes.

Caille-Lait.

C'est une plante très-commune, qui croît le long des chemins; elle est bonne contre la bile, dissipe les dartres, calme les nerfs et fait suer.

Camomille.

Cette plante est cultivée dans les jardins comme agrément, puis comme utilité. On récolte la fleur en pleine maturité et on la fait sécher à l'ombre. Elle est bonne à l'estomac, en ce sens qu'elle dissipe les gaz, anime et calme les nerfs. Le prince de Talleyrand en prenait chaque jour une tasse après son repas principal.

Cassis.

Le cassis a une action rafraîchissante, en ce sens qu'elle diminue la chaleur de la peau et la rapidité de la circulation. On emploie le fruit en décoction à la dose de 20 gr. pour 250 gr. d'eau.

Cerisier.

C'est une plante tempérante qui a aussi une action rafraîchissante et qui sert à étancher la soif. La queue des cerises, en infusion, fait uriner; l'écorce, en infusion, est bonne contre la fièvre, et les fleurs sont bonnes contre les maladies de poitrine.

Centaurée (PETITE).

La petite centaurée est une plante tonique-amère qui augmente l'appétit et ranime les forces. On l'emploie dans les menaces de bile, l'anémie, la chlorose et les rhumatismes (8 gr. de sommités fleuries en infusion).

Chêne.

L'écorce du chêne qui est tonique astringente est employée dans les hémorragies, les diarrhées et la fièvre typhoïde. Son action est opposée à celle des plantes émollientes. (6 gr. d'écorce en infusion pour un bol.)

Chicorée sauvage.

La chicorée sauvage excite l'action des organes, facilite la digestion, lâche le ventre et dépure la masse des humeurs.

On la prend en infusion pendant cinq à six jours de suite. On peut y ajouter, si l'on veut, chaque jour, 5 gr. de sulfate de magnésie.

Chiendent.

Le chiendent est une plante rafraîchissante. On

l'emploie dans les inflammations de l'estomac et du ventre et dans la dyssenterie à la dose d'une grosse pincée pour un litre (15 gr. environ).

Ciguë.

La ciguë ressemble à du persil ; néanmoins, il est facile de reconnaître ce dernier à l'odeur et il est bon de ne pas s'y tromper, car la ciguë, prise à certaine dose, est un poison violent. Prise au contraire en infusion, à la dose de 1 gr. (semences ou racine), elle diminue la sensibilité, calme les douleurs, les névralgies, les toux convulsives et est employée pour dissiper les engorgements, les scrofules et contre le rhumatisme et le tétanos.

Coquelicot.

Le coquelicot est aussi une plante narcotique et sédative. Ses pétales, en infusion, à raison de deux grammes pour un bol, calment la toux. A forte dose, c'est un poison.

Cresson.

Le cresson ordinaire, dont nous avons souvent indiqué l'emploi à cause du soufre qu'il renferme au nombre de ses éléments, est une plante non-seulement antiscorbutique, mais encore elle possède des propriétés dépuratives précieuses. Le suc du cresson est

employé dans le scorbut, le rachitisme, les pâles cou-
leurs, les rhumatismes, les inflammations de foie et
les maladies de la peau, à l'intérieur comme à l'extérieur ; à l'intérieur en boissons et à l'extérieur en
lotions.

Digitale.

La digitale est une plante diurétique qu'on emploie
souvent dans la gravelle, la goutte, les fièvres et les
palpitations de cœur, à la dose de 2 gr. en infusion
pour un litre d'eau.

Douce-Amère.

La douce-amère ou morelle grimpante est une
plante sudorifique qui rend plus pure la masse des
humeurs. On l'emploie, par conséquent, dans tous
les cas où l'on doit exciter la transpiration, comme
dans les rhumatismes, les dartres et affections de la
peau, le prurit, les scrofules et les coups d'air.

Euphorbe.

L'euphorbe, appelée vulgairement *marcioulé* et qui
se trouve le long des chemins et au bord des fossés,
est une plante rubéfiante et vésicante. Appliquée sur
la peau, elle détermine l'irritation et la vésication. On
emploie le suc pour détruire les verrues, faire tomber
les dents gâtées, et, en infusion, pour laver les
ulcères.

Fenouil.

Le fenouil est une plante vivace à feuilles brindil-
lées qui vient partout et se reproduit avec une facilité
surprenante. Il est employé, en infusion, pour chasser les vents, pour faire uriner et faciliter le cours des
humeurs.

Figuier.

Les fruits du figuier sont adoucissants et émollients;
ils relâchent les tissus des organes pour lesquels on
les emploie; ils délaient le sang et le rendent moins
excitant. On les emploie dans toutes les affections de
poitrine.

Fougère.

La fougère mâle est une plante vermifuge au suprême degré; il faut avoir le soin de la cueillir sur
la montagne; celle de la plaine n'a d'autre vertu que
celle de servir de litière aux jeunes veaux, afin de les
préserver des vers.

La fougère mâle est employée à la dose de 20 gr.
pour un litre d'eau qu'on laisse bouillir jusqu'à réduction de moitié.

Fumeterre.

La fumeterre des jardins que tout le monde reconnaît à sa couleur vert-tendre et à ses jolies fleurs violettes, est une plante tonique-amère qui facilite les digestions, ranime les forces et dépure la masse des humeurs. On l'emploie dans les rhumatismes, les affections biliaires et avec succès contre la jaunisse.

Genièvre.

La tisane de genièvre est communément employée pour fortifier l'estomac et fait uriner.

Grenadier.

L'écorce de la racine de grenadier, en infusion, à la dose de 20 gr. pour un litre d'eau, est excellente contre les vers intestinaux et est un poison contre le ténia ou ver solitaire.

Guimauve ou Althœa.

La guimauve appelée aussi althœa, est une plante émolliente et adoucissante. On l'emploie, en infusion, à la dose de 20 gr. pour un litre, dans les rhumes, les inflammations, les bronchites et les irritations de poitrine. On fait mâcher la racine aux enfants afin d'aider à l'évolution des dents.

Groseiller.

Le fruit du groseiller est tempérant ; il a une action

rafraîchissante, diminue la chaleur de la peau, ainsi que la rapidité de la circulation.

Héliotrope.

L'héliotrope est propre à la guérison des plaies ; on l'emploie contre les affections de la goutte et du cancer.

Houblon.

Le houblon est une plante tonique-amère. Ses fleurs, à la dose de 10 gr. pour un litre, en infusion, sont employées pour exciter l'action des organes de la digestion, dans le rachitisme, les scrofules, l'anémie et pour ranimer les forces.

Hysope.

Les sommités fleuries d'hysope, à la dose de 8 gr. pour un litre, sont employées dans la bronchite, l'hydropisie et pour favoriser l'expulsion des matières contenues dans les tuyaux des bronches. De plus, elle calme la toux, facilite l'expectoration et la respiration.

Laitue.

La laitue est un narcotique, c'est-à-dire qu'elle produit le sommeil.

Laurier-Cerise.

Le laurier-cerise (les feuilles fraîches) n'est employé qu'à l'extérieur, en infusion, contre les maladies de la peau et les douleurs cancéreuses. On s'en lotionne, à froid, le matin en se levant et le soir en se couchant.

Lavande.

La lavande est un stimulant. Les fleurs servent à composer une eau très-utile pour les coupures, on les mêle aussi avec le linge et les habits, afin de les préserver des mites.

Lierre Grimpant.

On emploie les feuilles pour le pansement des vésicatoires, l'écorce, en infusion, contre les dartres, et les baies comme purgatif. Quelques gouttes du jus des baies ou des feuilles dans un peu d'eau sucrée détruisent les vers aux enfants, au moment où ils en sont attaqués.

Lierre Terrestre.

Le lierre terrestre est une plante expectorante qui est employée avec succès dans les rhumes opiniâtres et les bronchites chroniques, à la dose de 15 gr. en infusion pour un litre de tisane.

Lin.

On prend environ 25 gr. de graine de lin qu'on enveloppe soigneusement dans un petit chiffon blanc très mince et qu'on fait macérer à froid pendant vingt-quatre heures ; au bout de ce temps, on peut boire l'eau qui est employée comme boisson tempérante.

On peut mettre la graine au fond de la carafe ; il est plus propre de l'envelopper.

Lis.

Les oignons du lis, cuits sous la cendre, servent à faire des cataplasmes pour mettre sur les abcès, afin de favoriser la formation de la matière purulente. Les fleurs servent à composer une huile bonne pour les maux d'oreilles et d'yeux.

Liseron.

Le liseron est une plante purgative à la dose de 15 gr., en infusion (feuilles et racine.)

Marronnier d'Inde.

On fait un vin, aussi tonique que le vin de quinquina, avec l'écorce des jeunes branches, à la dose de 35 gr. pour un litre. Aujourd'hui on fait une huile très-estimée avec le fruit qui est employée avec succès contre les douleurs rhumatismales. La farine du fruit mélangée avec de la farine de blé prévient la pousse des chevaux et la guérit souvent.

Mauve,

La mauve est une plante adoucissante, avantageu-sement employée dans les maladies aiguës, les bronchites, les rhumes tenaces, à la dose de 12 gr. en infusion pour un litre.

Menthe poivrée.

La menthe est une plante antispasmodiques qui fait cesser les troubles des fonctions du système nerveux, tout en stimulant et produisant à l'estomac une action tonique.

Mercuriale.

C'est une plante purgative à la dose de 10 gr. de la feuille infusée dans trois-quarts de litre d'eau. On l'emploie dans la constipation, les affections du foie et les dérangements occasionnés par le mouvement de la bile.

Millefeuille.

La millefeuille est un excitant et un stomachique,

Mousse de Corse

La mousse de Corse est un véritable poison pour

les vers intestinaux. On l'emploie, en décoction, à la dose de 12 gr. par litre, qu'on laisse bouillir jusqu'à réduction du tiers.

Moutarde.

La farine de moutarde est employée en sinapisme, tantôt pour détourner les congestions sanguines, tantôt pour les douleurs de la poitrine et des membres quand elles sont surtout purement nerveuses.

Nerprun.

Le nerprun est un arbrisseau qui, dans bien des contrées, sert à faire des haies le long des fossés ou des pièces de terre. Les fruits, à la dose de 10 gr., en infusion par litre, sont un purgatif énergique très-vanté dans les hydropisies et les maladies de foie. Trois ou quatre fruits, pris chaque matin, éloignent les attaques de goutte.

Noyer.

On emploie les feuilles contre les maladies scrofu-leuses, le brou comme dépuratif et stomachique et le suc du brou pour guérir les verrues.

Afin de préserver les chevaux de la piqûre désagréa-ble des mouches, on fait bouillir fortement une assez grande quantité de feuilles de noyer; on laisse refroi-dir et, trois fois par jour, on les lave à l'aide d'une éponge. Non-seulement on les préserve des mouches, mais encore ces lotions froides leur donnent de la force.

Oranger.

Le fruit est employé comme plante tempérante dans les fièvres typhoïdes, les hémorragies, le scorbut. Les feuilles, en infusion, sont employées contre les troubles du système nerveux et même contre les maladies épileptiques.

Orge.

Les grains des épis, en décoction, sont un rafraîchissant et un adoucissant dont on retire des succès précieux.

Oseille.

L'oseille a une action rafraîchissante qui calme la rapidité de la circulation. Toutefois, les personnes atteintes de gravelle ne doivent pas en faire usage. La racine de l'oseille est employée comme dépuratif et, plusieurs fois, dans le cours de notre ouvrage, nous avons eu occasion d'en parler.

Patience.

La racine de patience est éminemment dépurative; on l'emploie avec succès contre les maladies de la peau (boutons, éruptions, gales, prurit, etc.)

Pêcher.

Les feuilles de pêcher mâle à la dose de 18 à 25 gr. en infusion, sont purgatives.

Quelques personnes s'amusent à briser le noyau afin de savourer l'amande. Il faut bien se garder de manger l'amande de l'abricot-pêche; elle renferme un poison qui pourrait faire beaucoup de mal.

Pensée Sauvage.

La plante de la pensée sauvage, à la dose de 15 gr. en infusion, est sudorifique. On l'emploie dans les rhumatismes, les maladies de la peau, les dartres, les coups d'air, enfin chaque fois que l'on veut provoquer ou augmenter la transpiration.

Persil.

On emploie le persil, à l'intérieur, comme fébrifuge et, à l'extérieur, pour dissiper les humeurs, les amas de sang résultant d'une chute ou d'un coup.

Pissenlit.

Le pissenlit est bon à l'estomac et facilite l'écoulement des humeurs. De plus, la racine, à la dose de 25 gr. par litre, infusée après avoir été bien nettoyée, est employée pour augmenter la quantité d'urine excrétée dans un temps donné comme, par exemple, dans l'hydropisie et certaines maladies de cœur.

Réglisse.

On emploie la réglisse dans les maladies aiguës, les rhumes et irritations de poitrine, en infusion, à la dose de 10 gr. par litre.

Rhubarbe.

La rhubarbe s'emploie de deux manières : en poudre ou en bois. La manière de l'employer en poudre a été indiquée maintes fois dans le cours de cet opuscule. Si l'on préférait faire usage de la rhubarbe non rapée, comme purgatif, on devrait en faire infuser 18 gr. dans un litre d'eau et boire sucrée avec du miel et à jeun.

Saponaire.

Les feuilles et les fleurs, à la dose de 15 gr., en infusion, sont employées comme dépuratives et sudorifiques dans toutes les affections de la peau, sur laquelle elles ont une action directe.

Salsepareille.

Comme la saponaire, la salsepareille est employée pour augmenter la transpiration dans les mêmes cas que ci-dessus.

Sauge.

La sauge qui fleurit ou sauge à petites feuilles doit

être préférée. C'est un excitant et un tonique. On l'emploie contre les maux de tête et comme préservatif puissant de l'apoplexie. On ne doit en prendre que deux ou trois jours de suite et n'en recommencer l'usage que lorsque la nécessité le réclame. On la prépare en infusion.

Sené.

Les follicules de sené, à la dose de 12 gr., en infusion, sont purgatives. Pour plus de détails et la manière de le préparer, voir aux articles *Tisanes* et *Purgatifs*.

Souci.

Contre les cors ; on écrase un peu les feuilles et on en fait l'application après avoir eu le soin de bien couper la partie dure. On emploie aussi les fleurs contre les scrofules.

Sureau.

Les fleurs de sureau employées en infusion à la dose de 8 gr., augmentent considérablement la transpiration ; elles sont aussi légèrement excitantes, voilà pourquoi on ne doit point en faire un trop long usage.

Tilleul.

Les fleurs de tilleul sont à la fois antispasmodiques

et sudorifiques. On l'emploie, en infusion, à la dose de 10 gr., dans les spasmes, les tressaillements, les palpitations, l'hystérie, comme dans les coups d'air qui demandent une grande abondance de sueur.

Valériane.

La valériane est antispasmodique, vermifuge et employée aussi contre la fièvre et l'épilepsie.

On emploie avec succès les feuilles pour réduire les varices et les veines quand elles sont dilatées par suite d'une trop grande fatigue du membre malade.

Verveine.

Les feuilles de verveine sont employées, en infusion, comme calmant du système nerveux ; c'est un stomachique qui réussit parfaitement pour rétablir les effets d'un dérangement occasionné par le mouvement de la bile.

Vigne.

Les raisins ont une action rafraîchissante souveraine. On doit les manger à jeun, sans pain et de meilleure heure possible, de manière que la rosée les couvrent encore; ils diminuent la chaleur de la peau et ralentissent la rapidité de la circulation.

Violette.

Comme la mauve, l'althœa, le bouillon blanc, etc., la violette est une plante adoucissante qui est employée avec succès dans les rhumes, les bronchites et les irritations de poitrine.

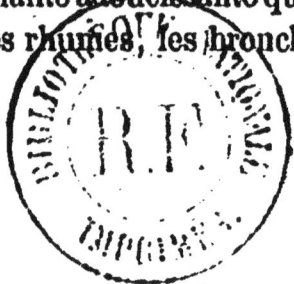

TABLE

DES MATIÈRES

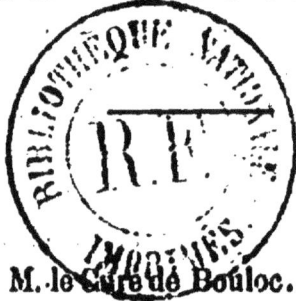

16.

Recettes, Formulés et Procédés divers.

**Propriétés particulières des soixante-quatorze
plantes les plus connues.**

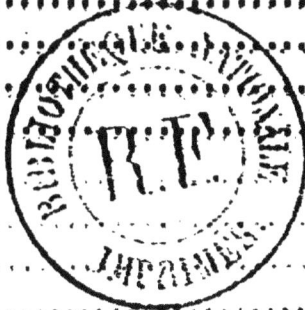

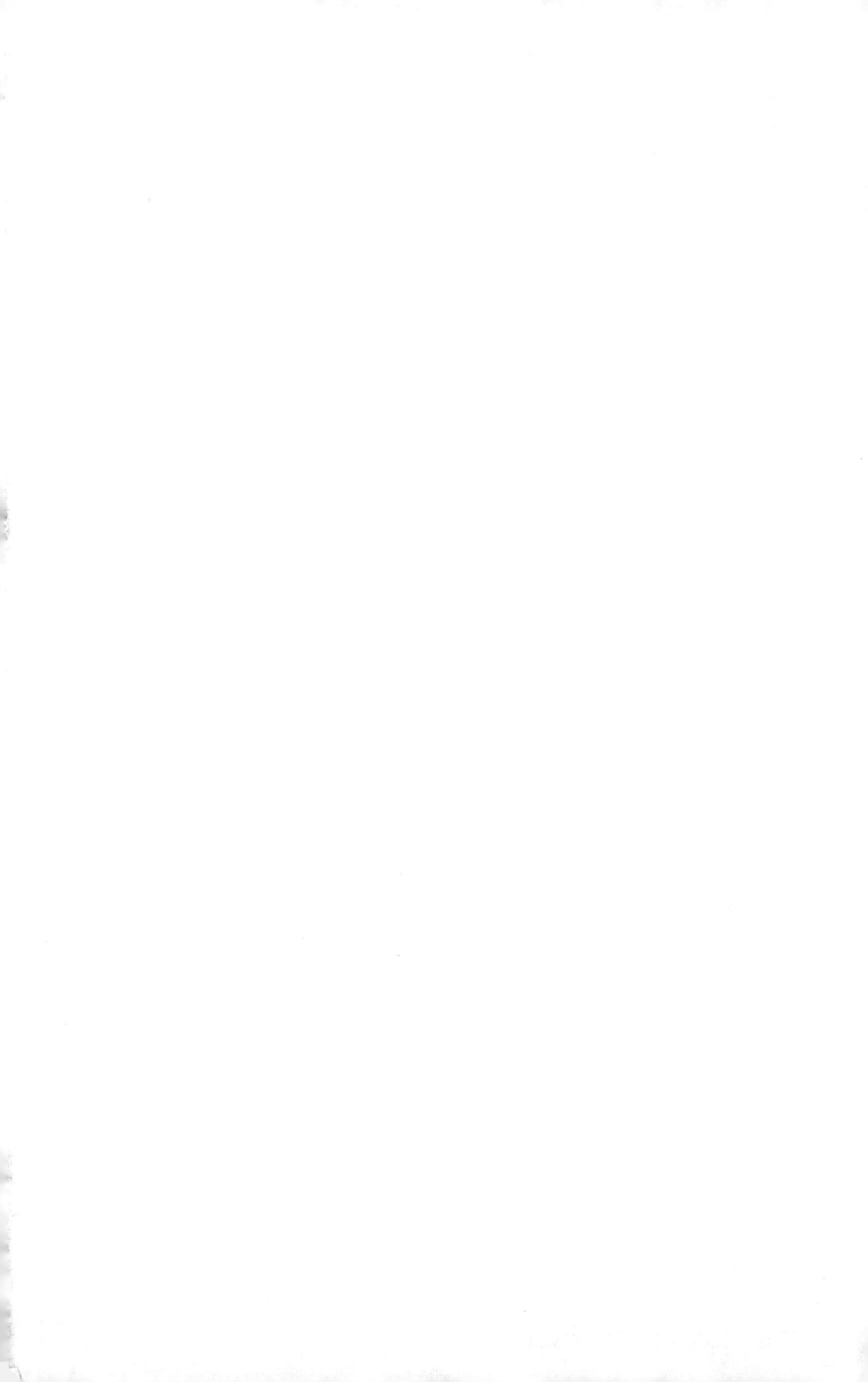